桐君医脉验案
——桐庐老中医学术经验选集（第二集）

主　编　刘柏洪

副主编　陈玉平　谢云峰

U0335414

中国中医药出版社
·北京·

图书在版编目（CIP）数据

桐君医脉验案：桐庐老中医学术经验选集. 第二集 /
刘柏洪主编.—北京：中国中医药出版社，2019.12
ISBN 978 – 7 – 5132 – 5882 – 1

Ⅰ.①桐…　Ⅱ.①刘…　Ⅲ.①医案－汇编－中国－现
代　Ⅳ.① R249.7

中国版本图书馆 CIP 数据核字（2019）第 255884 号

中国中医药出版社出版

北京经济技术开发区科创十三街 31 号院二区 8 号楼
邮政编码　100176
传真　010-64405750
山东临沂新华印刷物流集团有限责任公司印刷
各地新华书店经销

开本　880×1230　1/32　印张 9　字数 195 千字
2019 年 12 月第 1 版　2019 年 12 月第 1 次印刷
书号　ISBN 978 – 7 – 5132 – 5882– 1

定价　58.00 元
网址　www.cptcm.com

社 长 热 线　010–64405720
购 书 热 线　010–89535836
维 权 打 假　010–64405753

微信服务号　zgzyycbs
微商城网址　https://kdt.im/LIdUGr
官 方 微 博　http://e.weibo.com/cptcm
天猫旗舰店网址　https://zgzyycbs.tmall.com

如有印装质量问题请与本社出版部联系（010-64405510）
版权专有　侵权必究

主　　编　刘柏洪

副 主 编　陈玉平　谢云峰

编　　委　（按姓氏笔画排序）
　　　　　仇晓敏　叶承锋　江明友
　　　　　郑国新　姚梦华

编纂单位
　　　　　桐庐县档案馆
　　　　　桐庐县中医学会
　　　　　桐庐县中医院
　　　　　桐君药祖国医馆

内容提要

  本书为浙江省桐庐县十四位老中医临床经验的集粹。这十四位老中医是从 20 世纪 60 年代至今桐庐县中医界的著名中医，是桐庐县中医学术研究和临床医疗水平的杰出代表。本书内容或为名老中医本人亲撰，或为其学生根据老中医口授或随诊记录整理而成，并由县中医院等单位组织专家进行集中审读修改，所以不但是老中医个人学术思想和临证经验的真实记录，也是桐庐县中医药事业发展的重要文献之一。

序

习近平总书记指出:"中医药学是中国古代科学的瑰宝,也是打开中华文明宝库的钥匙。"我们应该认识到:中医药为中华民族的繁衍昌盛做出了巨大贡献,并在走向全世界。中医的治疗理念正逐渐被世界所接受,受到国际社会越来越多的关注,人们对中医药的需求日益增长,这为中医药的发展提供了广阔的空间,必将成为服务全人类健康的医药学。

中华人民共和国成立以来,中国共产党高度重视中医药事业的发展。早在 1950 年,毛泽东主席就提出:"团结新老中西医各部分医药卫生工作人员,组成巩固的统一战线,为开展伟大的人民卫生工作而奋斗。"1958 年更进一步提出:"中国医药学是一个伟大的宝库,应当努力发掘,加以提高。"党的十八大以来,党和政府对中医药事业更是倍加关心与支持,习近平总书记就发展中医药事业做出了系列重要指示,签署、发布了全国人大通过的《中华人民共和国中医药法》,国务院颁布了《关于扶持和促进中医药事业发展的若干意见》《中医药发展战略规划纲要(2016–2030 年)》,国务院新闻办发表了《中国的中医药》白皮书。与此同时，国家还出台了《中医药"一带一路"发展规划（2016–2020 年）》，从而将中医药事业发展纳入了国家战略，同时开创了中医药全方位对外开放的新格局。

中医药学传承应注重理论求诸典、经验求诸师、专长求诸野、特技求诸新。中医药发展的基础在于"传承"，因为继承中医药经典理论和前人的临床经验是提高中医药疗效的必由之路，而且只有在传承的基础上进行创新和发展，才能根基牢固、本源充足，也才能古为今用、推陈出新。

"九层高台，起于垒土。"中医药的传承、创新与发展，必须从基层做起。自古以来历代中医药大家，大多来自于基层，来自于民间。只有基层中医药夯实，才有中医药事业的发展。浙江省桐庐县在发展基层中医药事业方面重传承、挺创新、促发展，做了扎扎实实的工作，立了真真实实的榜样。

浙江省桐庐县亦是中医药源头之一。地方志《桐君采药录》确切记载了"桐君"医德高尚，具有丰富的采药经验以及对中药性能的评价和使用方法的传授，致使桐庐人爱中医、信中医、学中医、用中医的风尚代代相传，因而桐庐人同心协力筑牢中医药事业的雄厚基础，这就是"桐君文化现象"。改革开放以来，桐庐县委、县政府多措并举，大力提升县域的中医药服务能力：中医药进社区，中医药适宜技术推广应用，举办华夏中医药节，建设现代化的县中医院，兴办国医馆等，取得了令人瞩目的实绩。尤其是近年来大力传承中医药文化，发展中医药事业，建立了覆盖全县的中医药服务体系。正是在如此深远的中医药历史渊源和如此浓厚的中医药氛围中，桐庐县中医药人才辈出。桐庐县的老一辈中医人，在长期治病救人的实践中，积累了丰富的单方、验方及防治疾病的经验，并以祖传或师带徒的方式相传。2009年，桐庐县中医院通过整理，出版了《桐庐老中医学术经验选集（第一集）》，丰富了桐庐县中医中药学术资源库。

现在呈现在读者面前的《桐君医脉验案——桐庐老中医学术经验选集（第二集）》，是桐庐县档案馆、桐庐县中医学会、桐庐县中医院、桐君药祖国医馆为了更好地继承桐庐名老中医学术思想和临床经验，加强中医理论与临床经验的传承而共襄之盛举；在资源库的基础上，遴选20世纪60年代至今的14位桐庐县名中医的学术经验编纂成集。入选者在一定程度上弘扬了桐君药祖的悬壶济世精神，也代表了目前桐庐中医临床医疗水平。本书不仅能够加强桐庐县名中医学术思想与临证经验的传承，同时也为中医药界加强基层中医药传承、交流、推广探索了一种模式。

金·元好问："鸳鸯绣出从教看，莫把金针度与人。"时代不同了，中国走进了新时代，需要奋斗者同心协力、携手共进，我们中医药界不仅仅要把自己的成功展示出来，而且要把成功的经验表达出来，应该改成"鸳鸯绣出从教看，应把金针度与人"。《桐君医脉验案》展示了县级名中医救死扶伤的成功，"绣出"了"鸳鸯"，而且又把救死扶伤的成功经验表达出来，揭示了"度人"的"金针"。

我认为，值得一读。

是为之序。

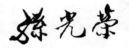

2019 年 7 月 19 日于北京

注：孙光荣，国医大师，中央保健专家组成员，北京中医药大学教授。

前　言

　　桐庐是中药鼻祖桐君老人的故乡，自古以来中医中药事业发达，名医辈出。他们在治病救人的同时，积累了丰富的单方、验方及防治疾病的经验，并以祖传或师带徒的方式代代相传。随着社会经济的发展和生活水平的提高，人民群众对健康的需求日益增加，中医药在维护健康方面的独特而巨大的作用也越来越彰显。然而，一批批名老中医相继退休或离世，他们丰富的临床经验和独到的学术思想，是中医中药宝贵的"非物质遗产"，如果不抓紧抢救和继承，将面临失传。正是在如此背景下，《桐庐老中医学术经验选集》（第一集）于2009年5月整理出版，其丰富了桐庐县中医中药学术宝库。

　　时至今日，已过十载，为了更好地继承名老中医专家学术思想和临床经验，加强中医理论与临床经验的传承，响应"十一五"国家科技支撑计划设立的"名老中医临床经验、学术思想传承研究"重点项目，《桐君医脉验案》应运而生。本书继承了《桐庐老中医学术经验选集》（第一集）的优点，仍以紧密结合临床为宗旨，主要撰写或整理了许子春、吴安东、余金木、陈金龙、金雪明、胡之璟、郑天根、俞凡先、郎厚躬、赵建英、盛辉、盛鸿烈、方承宁、徐关寿老中医长期临床积累的学术经验。书中所辑录的学术思想、医案等内容或为名老中医本人亲撰，或为其随诊门人所撰。上述 14 位老中医是从 20 世纪 60 年代至今我县中医界的著名中医，除了方承宁、徐关寿两位老中医已过世，其他老中医仍在发挥余热，在繁忙的临床诊务中言传身教、悉心传承。他（她）们是目前桐庐中医学术和临床医疗水平的杰出代表，是传承中医文化和弘扬桐君药祖悬壶济世传统的重要力量。

根据习近平总书记"发展要更进一步、更快一步"的要求，并在此基础上书写"健康中国"桐庐篇章的新任务、新机遇、新挑战，我们在传承过程中必须创新，要继承有源之流，不断吸纳新知，做好融会贯通。本书出版的目的是为读者研究学习名中医经验提供方便，以便于名老中医学术经验更好地薪火传承！

值此中华人民共和国成立七十周年之际，桐庐县档案馆、桐庐县中医学会、桐庐县中医院、桐君药祖国医馆共同编撰《桐君医脉验案》，以此共贺祖国七十华诞。

刘柏洪

2019 年 8 月

编写说明

　　桐庐县档案局馆、桐庐县中医学会、桐庐县中医院、桐君药祖国医馆合作编撰的《桐君医脉验案——桐庐老中医学术经验选集（第二集）》，秉承"尊重原作、立足组织、体例统筹、表述严谨"的原则，经集体研究慎重筛选组织编撰了14位老中医的学术经验集，目的除了启奉后学、泽被同仁、建树医林外，还期望经过梳理归纳，为桐庐县区域性中医药的"亚流派"形成搭建框架，继续引领桐庐县中医药事业和学术向更高水平发展。韩愈云："师者，所以传道、授业、解惑也。"每一位老中医都是师者。书中各位老中医结合自己几十年的修炼，将抽象的中医概念和原理，转化为清晰的具体的语言，放回到防病治病的现实场景中，带给我们一种有温度的教育与启迪。

　　本书名为"验案"，故以医家临证经验为主体，择要简述主要成果、学术思想。按常例以医家姓氏笔画为序。

　　本书立足于表达当下的责任，也限于编者的水平，我们无意进行学术源流的梳理，不展开商榷和辨析，所以书稿中对于学术流派渊源的叙述基本上是原作者的真实意思。老中医基于个人经历的表达真情可鉴，但从历史资料的价值看，组织行为和个人著述之间毕竟还有些许差别。

吴阶平教授曾有文章谓："教训是一个特殊的问题，因此，写教训方面的文章就成为一个很重要的事情。现在写教训方面的文章比较少，至于写好教训则更少。"本书并未就"误诊挽治"展开专门讨论，但在不少案例中都有"误诊挽治"的含义。主要见于两种情况，一是在西医治疗后期的中医辨证论治，纠正或弥补西医治疗发生的副作用，使疗效进一步巩固。二是辨证失当，治疗效果不佳，再经老中医细心审证挽治成功，"效不更方"直至痊愈。从以上这两种情况看，中医"辨证论治"思想确实为中医之魂。中医理论源流多元，单纯从病案看也很难讲前诊一定有错，但病人的体验和疗效是最好的检验。编者认为提出"误诊挽治"概念的主要目的在于，一是不论是从病治，还是从证治，都必须强化"辨证论治"的核心思想，同病异治，异病同治，理宜守经，事贵从权。二是疾病表现因病种、病程、体质、长幼等多种因素的差异，随之其治疗的理法处在不时的变动之中，方药更是需要小心呵护，应该属于医者的基本学养，"最好的医术就在千变万化中贵在灵通运用"（许子春语）。

本书的主要编撰过程包括：老中医（或执笔人）提供原稿；编者根据编委会的指导思想与原则，进行初步整理和体例调整；面访老中医，征求老中医意见；老中医对文稿进行修改补充；形成送审一稿，请各位老中医审阅；根据老中医修回的意见，形成送审二稿，请编委会领导同志和姚梦华先生审阅；最后形成定稿。作为一本严谨的学术著作，遵循以上这些基本程序是必须的，但我们心中仍然惴惴。老中医的医案宝贵之处，既是经典理论思辨的结果，又是中医临床疗效的实证。理论的展开必须条分缕析，步步演进，而体现疗效的方药，又是字字珠玑，一字千钧。以编者的学术思想和文字功底，深感虽勉力而为然力不从心，尤其是要熔14位老中医的思想和实践精华于一炉，常顾此失彼，有囫囵吞枣之嫌，遗憾难免，敬请各位老中医和读者谅解。

从《桐庐老中医学术经验选集》（第一集）成书至今，已经过去10年，本书14位作者年龄最小者亦已近古稀，加大力度、鼓励老中医著述、组织出版相关专著，是促进桐庐县中医药发展的一个有力抓手，是县域中医药事业发展的一个有力佐证。最后借用《诗经》"如切如磋，如琢如磨""桃之夭夭，灼灼其华"送给桐庐县各有千秋的中医药工作者及其光彩事业。

有多位领导、中医药同仁和朋友们关注、支持、帮助本书编撰出版，在此一并致谢。

编委会

2019 年 8 月

目　录

许子春

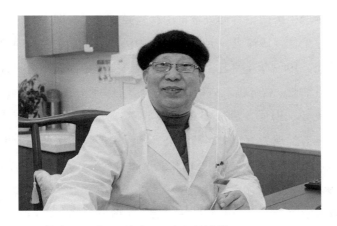

从医格言：不识天地人，不足以论治；
       不通文史哲，不足以言医。

许子春，男，1942 年 2 月出生于浙江诸暨。中共党员，副主任中医师。退休后，被桐君药祖国医馆高聘为主任中医师。

1959 年 9 月随父浙江省名老中医许仲凡先生学医，1960 年 2 月由杭州市卫生局统一招收进杭州市广兴中医院（现为浙江中医药大学附属广兴医院）并继续随父侍诊。下午及晚上就读于杭州市中医专门学校第三届中医班，由 10 多位著名老中医担任经典讲授和临床解惑，获益匪浅。1965 年夏，参加全省中医药学徒期满统一考试，绩优出师，留院工作。1966 年初，学习和响应毛泽东指示"把医疗工作的重点放到农村去"的号召，由杭州市卫生局和广兴中医院派遣下赴桐庐县分水区偏远山区从事基层中医工作，先后在合村、岭源、怡合、印渚、分水等偏远地区进行中医巡诊医疗。1979 年夏，在全国中医药招贤选拔考试中获优异成绩，旋即参与桐庐县中医院筹建工作。1983 年 9 月，进浙江中医学院首届中医喉科班培训半年结业。1989 年 1 月赴上海参加全国第二届中西医结合男性学短期培训班结业，曾任浙江省中医药学会首届男性学专业委员会委员。2002 年初正式退休。2006 年 9 月参与桐君药祖国医馆创建工作，为主要奠基人。现为桐庐中医药学会顾问，桐庐县中医药事业发展顾问，桐庐中医院桐君药祖国医馆和北京同仁堂浙江国医馆名誉馆长。

1998 年被评为桐庐县首届名中医，2006 年被评为杭州市级名中医、市名中医学术经验优秀指导老师，2015 年底被国家中医药管理局批准为全国（首批）基层名老中医药专家。退休十余年来先后婉拒上海、北京、雄安新区的盛邀，坚守心中夙愿：立足杭州和桐庐，誓做桐君药祖的后来人。

一、主要成果

1965 年初毕业留院工作一年后，在桐庐县分水和合村地区基层卫生院工作。期间，任劳任怨，并虚心向省、市十余批医疗队老医师们请教，学习现代医学知识，紧密团结协作，救治了不少急危重症病人，如流脑、乙脑、麻疹、白喉、百日咳、败血症、毒痢、重症肝炎、急性肾炎、钩端螺旋体病、流行性出血热以及急腹症等，经历了在杭学医时很难见到的急危重病救治过程。1967 年冬，用龙胆泻肝汤合清瘟败毒饮加减组成龙胆清脑汤，配合西医用鼻饲疗法治疗流脑患儿，获得显效。1973 年夏，在医疗队和省、市、县卫生防疫站的密切关注和通力协作下，在院就地抢救并依据"寒热身痛一身趴，眼红腿疼淋结大"发现和确诊治愈省内首例胃肠休克型钩端螺旋体病例。

1979 年从合村卫生院负责人调任分水镇卫生院业务副院长，兼桐庐卫生进修学校中医专训班教学工作，教学方式灵活多样，并自编歌诀，受到了同学们欢迎。1982 年被评为桐庐县首批优秀医务人员。1992 年 7 月至 1994 年 7 月，参加杭州市卫生局科研处组织的跨院协作"中西医结合治疗放射性直肠炎"科研课题。1995 年 2 月获省卫生厅科技成果二等奖。主持的研究成果《消癖抑生冲剂治疗乳腺增生病临床疗效观察》获桐庐县卫生局 2001 年度医药卫生创新二等奖、县科技进步三等奖。

从事中医临床 50 余年，医疗教研相长。在省级以上医药杂志发表学术论文 20 余篇，带教学生 50 余人。2006 年 12 月，被评为杭州市级名中医及学术继承优秀带教老师。

二、学术思想

许老自幼秉承家祖医业，及长又继学博采诸位师贤特技绝招。独立临床 50 余年来，静心潜研，精勤未懈，具有扎实的中医传统理论功底，又参融现代医学新知识，积累了比较丰富的医疗、教研经验。精通内科，擅治妇科，旁涉儿科、喉科、男科。学术上重视治病必求于本，治病以胃气为本。对外感时病首重肺胃两经，侧重表里寒热之辨，祛邪务尽；对内伤杂病注重脾肾两脏，侧重寒热虚实之析，扶正固本为要。尤崇"调肝而治百病"之说，认为古贤"肝病如龙，龙之变化莫测""肝为万病之贼"之说，启迪人心，确为经验之谈。在长期临诊实践中，主张辨体质、解诸郁、祛邪毒、理血气、除湿热、化痰瘀、重脾胃、保肾经、调冲任、涵奇经，逐渐形成并积累了严谨不紊、精而求广、广而求全的习医视界和临诊思路。

（一）明辨体质，时下阴虚热郁者居多

注重临诊实践，五十余年来经历了古贤刘河间所谓"世态居民有变""元气皆从火化""五志皆可化火"之异变。忆及中华人民共和国成立初期，战乱平息，人心思定思安，虽茅屋陋室居住"藜藿苟充之体"，唯求温饱略余即已满足，工分工资差距不大，心态宁静安和，加上百废待兴，科技未达，体力大于脑力，故劳倦伤中者居多，兼夹寒郁、湿阻者亦多，每见用补中益气、升阳益胃、人参养荣、香砂六君、砂半理中、丁萸温胃、厚朴温中、良附平胃之类辄效。时下，情形适得其反。人心思富思进，共建共享生活品质之城，时代在前进，饮食在改变，生活方式也在日渐改变，人们的体质和疾病谱也就随之而变化了。在当今世界，全球气候变暖，水土大量流失，生态环境污染，动植物种濒竭，工作节奏紧张，行业竞争激烈，都市广厦林立，噪声光源刺射，密室空调处优，起居作息失常，轿车电梯代步，运动不足供需，饮食膏粱厚味，昼夜应酬疲惫，劳

心思虑过甚，情志忧愁烦躁，收入差距悬殊，心态严重失衡，负荷压力增重，人际关系复杂……导致了年未四十，即"阴气自半，起居衰矣"，诚如《素问·上古天真论》所说："以酒为浆，以妄为常，醉以入房，以欲竭其精，以耗散其真，不知持满，不时御神，务快其心，逆于生乐，起居无节，故半百而衰也。"

正因为今时气候反常，今昔体质有异，饮食风味有别，令今人阴虚热郁者居多，而且易夹湿热者、痰郁者亦多。这里的阴虚主要是肝肾真阴亏虚，其次是心脾营阴不足以及肺胃气阴耗损等，故十分服膺丹溪"阳常有余，阴常不足"之卓论。观今世之人，不知静以养神，克制妄劳，不知持满养精，使精足而气旺，气旺而神昌，一味耗竭真阴和心神，导致"阴虚生内热""阴虚则阳亢"。"阳常有余"实指火也，"阴常不足"即指热也。若复加意淫在外，神驰在外，五志之动皆易化火，于是形成渐生郁热化火而致热火相加之病者多矣。若不明了今世之人早已从"藜藿苟充之体"渐变为"膏粱丰腴之躯"，忽略这一客观不争的生活现实，是难以因人、因时、因地制宜和精辨悉治的。总之，辨体用药是中医诊疗学一大特色，体现了对患者的人文关爱和个性化服务。不同的人对药物的耐受性和反应性有很大的差异，我们不仅要善治人的"病"，更要注重病的"人"。以体质为背景，治病求本，精研方药对应有临诊切要的现实指导意义。

（二）俯察地理，江南湿热交蕴者居多

《素问·气交变大论》说："夫道者，上知天文，下知地理，中知人事，可以长久，此之谓也。"阐明研究医学之道，要仰视天文，俯察地理，中及人事。以气候区域而言，"天不足西北，地不满东南"，东南沿海一带人多地少且位低卑湿，天气潮闷暖燠，南方尤显。以生活习惯而言，人们普遍吃荤，饮酒吸烟日趋低龄普遍，辛辣姜葱炙煿厚味、火锅煎煮时久不断，势必助长热郁动火。工作、生活压力日增，费神动脑，劳伤于心；曲运神机，劳伤于肝；思虑过度，劳伤于脾；郁热生火，暗耗肾阴；热火扰上，炎灼肺阴。五脏之伤逐一凸显，以致胃不能腐熟五谷，脾不能运化水湿变化精微而渐酝酿停湿、聚痰、生饮，湿郁过久势必生热，湿聚热蕴，湿遏热伏，湿热交蕴证多端，导致如今高血压、高脂血症、糖尿病、高尿酸、消化道溃疡、胆石症、胆囊炎、肝炎、胃窦炎、萎缩性胃炎、胃黏膜脱垂之类疾病日益增多。虽不全是此因，但确与湿热交蕴密切相关。

（三）疑难病证，痰瘀相关同源致病多

疑难病与现代医学"难治病"类似，但立意有所不同。简言之，"疑"是指辨证之疑，迷惑不清；"难"是指治疗之难，难以治愈。疑难病证一直是困惑医药界的世界性难题，应努力钻研攻克之。

中医学早有"痰瘀相关""痰瘀同源"之论。如《丹溪心法》即有"百病中多有兼痰者"之说，《锦囊秘录》亦有"痰在人身……凡有怪症，莫不由兹"之说，《证治准绳》有"百病由污血者多"之述，唐宗海更有"一切不治之症，总由不善去瘀之故"的论述。况且痰瘀既是津血失常所致的病理性产物，两者之间还可以相互转化。

痰阻则血难行，血凝则痰易生。痰停体内，久必化瘀；瘀血内阻，久必生痰。痰瘀交阻，时久交结，深入经隧脉络，终成痼疾，治疗颇为棘手。所以，"怪病多痰"，"久病多瘀"，若能从痰瘀相关同源去诊治，不失为治疗疑难病证，提高诊治水平的重要途径。同时，还须分清两者主次关系和先后轻重缓急，以利治从"痰去瘀消，瘀化痰失"之意，不致两者交蕴互患。此外，还应注重腑脏气血的调畅疏达，强调扶正补虚以消痰瘀，使腑脏气血冲和，百脉舒畅，自然痰瘀难生。故许老临诊喜用药对，如浙贝配赤芍、茯苓配当归、远志配丹参、半夏配山楂、苏梗配鸡内金、香附配血竭、枳壳配延胡索等，无不体现了其临诊重视痰瘀相关同源致病的观点和理念。

（四）邪盛成毒，予毒出路方能安其身

古有"物之能害人者皆曰毒""万物成毒"之说，即说明了毒邪致病有其广泛性。解毒疗法不仅针对内科温热病和外科疮疡病，内伤杂病中包括某些疑难病证亦可出现以"毒"为主或兼有"毒邪"的致病因素，例如：慢性肾炎、肾病综合征、慢性萎缩性胃炎、急慢性盆腔炎，临床上有不少采取攻下解毒、化瘀解毒、清热解毒等法取得良效的案例。"毒邪"还可蕴热，更可耗气伤阴，腐肉动血，损伤脏腑气血，因此，除上述三法外，历代医贤名家更有活法应用，如：透表解毒、辟秽解毒、清渗解毒、涤痰解毒、开郁解毒、扶正解毒等，这些精辟的阐述和独特的经验积累，为我们后世医者提供了灵通应用的借鉴和依据。

从"毒邪"的分类来讲，有外毒、内毒之别。外毒即外来的

毒气或毒邪，内毒指人体内由有害致病因子所产生的种种毒素，如"火毒""热毒""湿毒""寒毒""痰毒""瘀毒""肠毒""水毒"，甚至"肺疫毒""阴阳毒""疫毒痢""尿毒症""温邪毒""食物中毒""农药中毒"等。在人们日常饮食生活中，动物内脏有激素，植物里面有毒素，饮料当中有色素，过服误服药物，尤其是化学成分的西药所积的药毒，比比皆是，防不胜防。

祛"毒邪"的出路有二：一是皮腠毛孔，二是大小便。不给出路，"毒"何以出？"毒邪"不去，身何以安？治毒之剂，《伤寒论》《金匮要略》有不少名方，后世如《温热经纬》甘露消毒丹、《外台秘要》黄连解毒汤、《东垣试效方》普济消毒饮、《备急千金要方》犀角地黄汤、《温病条辨》清营汤、《医宗金鉴》龙胆泻肝汤、《小儿药证直诀》泻白散、《疫诊一得》清温败毒饮，以及五味消毒饮、碧玉散之类，均可随证选用，效如桴鼓。

（五）首开其郁，病以郁去气调为要眼

郁，指气聚不得发越。许老临诊中非常重视开郁调气法。人的一身不病在气，即病在血，或气血同病。故贵在气血调和、调适、调畅、调达。若脏腑经络运行通畅，肺气肃润敛降，心气愉悦神安，肝气舒展调达，脾气运健冲和，肾气固密封藏，则人体健壮无病。一旦气有怫郁，气不周流，积聚郁结，即成气郁，后可发展为血郁、痰郁、火郁、湿郁、食郁等。故历代医家皆体验到："百病皆生于气"，"气机不调，病必不除"。临床所称之气郁，多指肝脾气机郁结，因气郁与情志密切有关，如大怒气逆易伤肝，忧虑思结易

伤脾。一旦肝脾气机闭郁，势必累及其他脏腑气机，则可导致食积、停湿、生痰、聚脂、凝瘀，易致痃癖、疝瘕、气聚、肿胀等症。所以临诊中，尤其是妇科疾病，宜首开其郁。疏肝理气解郁首推四逆散、柴胡疏肝散；运脾开郁，则用越鞠丸、保和丸；肝脾气郁血瘀，宜调肝理脾，则用逍遥散、清肝解郁汤。同时，临诊中还需辨别偏气、偏血、夹湿、夹热、宿食、留饮、伏痰、夙瘀等情况，分别酌选温散、清泄、消食、导滞、涤痰、祛饮、活血、化瘀、降火、散结之药，则郁去气调血和矣。

（六）妇人之疾，当重冲任奇经之涵治

妇科病的诊治，要考虑妇女本身的生理特点。在女子经水未行之前，其生理病理和治则与男子相似。唯经行之后，经、带、胎、产、乳等耗血伤血，常易处于气虚血亏的状态。正气一虚，卫外失固，往往易感外邪。况且妇女性情每多郁滞，如慈恋爱憎，忧愁恼怒，嫉妒怨尤，或有隐曲郁思不能自制，又不愿轻于告人，复因月经来去，前后交互，瘀血凝滞，中途闭止，甚至经行未净、胞疮未愈即行交媾，或淋湿沐浴，稍一不慎，便成痼疾。有鉴于此，妇科疾病之难治众所公认。《普济方·妇人诸疾门》总论所说："夫济世之道，莫先于医，论医之难，济阴犹急。何则？妇人之病，比之男子，十倍难疗。"《邯郸遗稿·叙》亦谓："妇人之病难治于男子，禀性阴柔，气血最多凝滞，且症又诡变百出，往往误投一剂，即酿成沉疴，所谓犯时微差秋毫，感病重于山岳，可不畏哉。"

在妇科中，奇经八脉实以冲、任、督、带四脉为主，四脉之中

尤以冲、任、督三脉为要，诚如《儒门事亲》所说："冲任督三脉，同起而异行，一源而三歧，皆络带脉。"带脉则有提系胞宫、调摄水液、防止湿浊下注等作用。至于阴维、阳维、阴跷、阳跷四脉，皆有协助任督两脉，起到维系、沟通阴阳气血的协调作用。同时，任督两脉循环亦需联系冲脉。所以妇科疾病的调治关键在冲、任两脉，故有"冲为血海""任主胞宫"之论。叶天士在《临证指南医案》中多处指出，女性的闭经、崩漏、带下等疑难痼疾，莫不是奇经亏损、八脉失涵而致病证不易痊愈，理亦缘于此。所以，冲任辨证在妇科临床中占有十分重要的地位。其辨析不外乎虚实两纲，虚者多为冲任不足、冲任失固；实者是指冲任失调，多为寒郁、湿阻、热伏、痰凝、脂积、血瘀所致。致力妇科学者，应博采众长，明理识证，刻意精研之。

三、临证经验

（一）不寐易惊，养心安神镇惊定志

徐某，女，43 岁。2016 年 11 月 17 日初诊。主诉：夜间易受惊吓致睡眠欠佳反复发作。诊见目下晦暗，面颊黄褐斑，有 2 次堕胎史，末次月经：2016 年 10 月 28 日。现双乳胀痛，善惊易恐，不寐而易惊醒，恶闻声响，皮肤皲裂，近有咳嗽少痰，舌红，苔薄白，脉弦细。证属气血亏损、肝气郁结、痰浊扰神、心神失养。治宜养心安神、疏肝开郁。处方：

当归 12 克　炒白芍 12 克　玫瑰花 6 克　枸杞子 15 克　炒枣仁

（杵）12 克 广郁金（杵）12 克 潼白蒺藜（各）12 克 制香附 10 克 生麦芽 30 克 炙僵蚕 6 克 香白芷 3 克 炒薏苡仁 20 克 炒扁豆花 12 克 炒丹皮 10 克 桑叶 10 克 厚朴花 6 克 炙紫菀 10 克 白桔梗 6 克 炙甘草 3 克 7 剂。

二诊：药后咳嗽咳痰已愈，夜寐不安减轻，但寐后仍易惊醒，今日经水已临，去丹皮、桑叶、紫菀、桔梗，增入茯苓 12 克，紫贝齿 20 克，炙远志 6 克，镇静宁心安神。7 剂。

三诊：夜寐易惊继续好转，去厚朴花，增竹沥半夏 9 克，取其"温胆"理气化痰、和胃安神之意。

【按】古贤有曰："阳气自动而之静，则寐；阴气自静而之动，则寤。不寐者，病在阳不交阴也。"该患者经带胎产损伤冲任二脉，致耗血伤阴，复加易惊失眠，心不藏神，心虚胆怯，肝气郁结，痰浊扰神，心神失养，治宜养心安神，疏肝开郁，涤痰散结，镇惊定志。故方首选当归、炒白芍、玫瑰花养血柔肝疏肝；蒺藜、郁金、生麦芽疏肝理气开郁；僵蚕、白芷、扁豆花健脾祛湿，涤痰散结；丹皮、桑叶散瘀疏风，清泄郁热，免扰心神；仲景桔梗甘草汤宣肺利气。获效后添宁心镇惊、和胃安神之品，缓收全功。

（二）乳癌术后，补益气血解毒宁神

曾某，女，42 岁，2017 年 3 月 22 日初诊。主诉：右乳癌术后调理。曾因"右乳癌"行手术治疗，术程顺利，术后至今已行 6 次化疗。现目下晦暗，无月事，卧不安寐，神疲倦怠乏力，脘便日解，苔薄白，舌淡红，脉沉细无力。证属气血亏虚，冲任受伤，血不养

神。治宜补益扶正，解毒宁神。处方：

太子参9克　党参15克　焦白术10克　茯苓12克　枸杞15克　炒枣仁12克　蒲公英15克　浙贝15克　白英15克　忍冬藤20克　竹沥半夏9克　炒元胡10克　枸橘李12克　漏芦6克　白花蛇舌草25克　生麦芽30克　炒青皮6克　炙甘草3克　7剂。

二诊：服药后，倦怠乏力减轻。药既初中，毋庸更张，缓缓图之。去太子参，增入炙远志6克，紫贝齿25克加强宁心安神之力。诸症好转，喜不自禁，谨告畅达情志，坚持调养，遂继予补益气血、解毒化痰治之。迄今随访已有1年余，生活舒坦。

【按】古贤称本病为"乳岩""石痈""奶石""乳痛坚""翻花石榴发"等。乳房为足阳明胃经所司，乳头系足厥阴肝经所属。女子随年龄增长，肾精始亏，阳明脉衰，天癸始竭，肝体阴不足，则阳用不畅，对外界适应力降低，疏泄失达致气滞郁结而为肿块；脾胃为气血化生之源，脾胃功能失调，不仅痰浊之邪可以内生，而且易和瘀血乘虚结于乳房而成乳岩。病程日久，加之手术、化疗，气血亏虚、冲任损伤、血不养神。治宜补益扶正，解毒宁神。首诊以四君子汤为主方，加入太子参更助益气健脾；枸杞、枣仁补养心肝之血；蒲公英、白英、忍冬藤、漏芦、蛇舌草清热解毒消痈；浙贝、竹沥半夏、元胡、枸橘李化痰散结；麦芽、青皮疏肝消积和胃。全方共奏补益气血、疏肝和胃、消痈散结之功。

（三）脑梗后期，息风化痰育阴通络

钟某，男，68岁，2017年6月11日初诊。主诉：头晕伴夜寐不安 5 年。患者多发性脑梗死 5 年，且有高血压病史，嗜烟，每逢冬春之交至省中医院住院。终日头晕，步履维艰，卧不安寐，手掌暗紫，脉来尺沉而虚，关脉微滑，寸脉弦劲，舌胖嫩，略带暗紫，中有纹裂，苔黄厚而腻。此系风痰瘀阻证，属于中风恢复期。治宜平肝息风化痰、活血化瘀通络。处方：

枸杞子 12 克　白菊花 3 克　丹皮 9 克　丹参 15 克　桑叶 9 克　天麻 9 克　竹沥半夏 9 克　川石斛 12 克　枇杷叶（去毛）6 克　僵蚕 6 克　葛根 6 克　潼白蒺藜（各）12 克　钩藤（后下）6 克　制远志 6 克　紫贝齿 15 克　盐杜仲 15 克　怀牛膝 12 克　浙贝 12 克　炙甘草 3 克　7 剂。

二诊：脑窍较前有所清爽，夜寐难以入睡，遂去僵蚕、葛根，增入党参 15 克，茯苓 15 克，片姜黄 6 克，加强益气安神通络。7 剂。

三诊：头昏减轻，夜寐尚安，续守原义再进一筹，以求缓图收功。

【按】此案为中风脑梗恢复期，病起已有 5 年。本有高血压病史，嗜烟易生痰浊，加之素体阴亏血虚，年老体衰，肝阳偏亢，风阳蠢动，易夹痰瘀交蕴阻络，蒙蔽清窍，遂见不寐，头晕，步履维艰。故首以枸杞子、菊花、潼白蒺藜、天麻、钩藤补肝明目、柔潜息风；杜仲、丹皮、丹参、牛膝活血化瘀、补肾达下；竹沥半夏、僵蚕、浙贝泄热化痰；贝齿、远志平肝息风、宁心安神；石斛、枇杷叶、葛根益胃生津、疏风通络；甘草调和诸药，共奏平肝息风化痰、活血化瘀通络之功。临诊之余，告知病患及家属解除顾虑，清淡饮食，调摄情志，功能锻炼，颐养其年。

（四）石淋之症，清热利湿通淋排石

胡某，男，61岁，2017年10月17日初诊。主诉：小溲急迫伴滴沥不尽反复。患者月余前B超提示"右肾多发小结石，左肾囊肿，前列腺增大伴多发钙化"。已戒烟，有时饮酒，小溲急迫，滴沥不尽，夜寐梦绕纷纭，脉沉细涩，左关微弦，尺按无力，苔根微黄，舌暗红，中有纹裂，边有齿痕。证属年老肾衰，气虚血行不畅，痰湿阻络，导致气化失司。治宜清热利湿，通淋化石。处方：

黄芪15克　炒川续断15克　白花蛇舌草25克　蒲公英15克　广郁金（杵）12克　忍冬藤20克　石韦15克　瞿麦15克　萹蓄15克　益母草30克　海金沙10克　金钱草30克　连钱草30克　鸡内金12克　焦川楝子10克　炒元胡10克　浙贝15克　枸杞子15克　竹沥半夏10克　炙甘草3克　7剂。

二诊：药后小溲急、滴沥不尽尚无明显好转，遂去忍冬藤，加地肤子15克直达膀胱，以加强清热利湿通淋之效。7剂。

三诊：夜寐好转，尚感小溲频，遂去石韦、瞿麦、萹蓄，增金樱子15克，芡实10克，厚杜仲15克，制狗脊15克，石莲肉12克，女贞子15克，熟黄精20克，以增强清心健脾、益肾壮腰、固精之力。月余后B超复查，提示未见肾内结石。

【按】此案属淋证中石淋，属于本虚标实之证，《诸病源候论·石淋候》曰："其病之状，小便则茎里痛，尿不能卒出，痛引少腹，膀胱里急……"患男年老体弱，肾气渐衰，气虚则血行不畅，而致痰瘀阻滞，日久前列腺增生肥大，肾生砂石，导致肾与膀胱气化失司。诊此类病患，应告诫少食肥甘厚味，禁纵欲过劳等外邪入侵及湿热内生之因，以防复旧。并劝诫患者不能酗酒，更不能酒后恣饮浓茶，免与酒精毒素相合，增加肾与膀胱的排泄负担，反易滋生结石。

（五）寒疝肿痛，益气升提疏肝温通

汤某，男，82岁。2017年4月13日初诊。反复左侧腹股沟突出肿块伴左下腹坠胀而痛连及睾丸，甚时疼痛难忍，按之不能回纳。久站、劳累或咳嗽时加重。西医急诊须行手术。缘由年事已高，中气已虚，复因爱女不幸先逝，不胜悲切忧思。伴见神疲倦怠，尿频急痛，日夜未安。诊得其脉沉而细涩，左关弦紧，苔根白腻，舌黯红。急拟益气补肾、疏肝开郁、温通散寒、化瘀止痛。处方：

生黄芪15克　生晒参5克　盐杜仲15克　炒川续断15克　焦川楝子10克　炒元胡10克　炒青皮6克　橘皮6克　橘核10克　荔枝核10克　炒乌药6克　炒小茴香5克　白英15克　忍冬藤20克　酒赤白芍（各）15克　红木香10克　炒吴茱萸3克　伸筋草10克　生炙甘草（各）3克　7剂。

二诊：服后左下腹坠胀而痛发作频率大为减少，疼痛程度大大减轻，可自行回纳，舌苔转薄，唯有腰酸，夜尿频频，增菟丝子补益肾气，固精缩尿。7剂。后续予巩固，有方有守，治疗月余。后追踪未行手术，完全回纳，疼痛全消，病家甚为感激。

【按】肺为气之主，脾为气之源，肾为气之根，肝为气之枢。方以参芪大补脾肺之气，升提中气；佐以杜、断益肾壮腰；青橘皮、

橘核、乌药、荔枝核、川楝、炒元胡疏肝开郁、活血镇痛；炒吴茱萸、红木香散下焦阴寒积湿之气，行气止痛；白英、忍冬藤、伸筋草舒筋活血助其泄热散郁，通络止痛；赤芍配生甘草散逆化瘀，泄热和中；白芍配炙甘草酸涩收敛，缓中止痛。诸药合用，使气虚得补，气陷得升，气郁得疏，寒得温散，瘀凝得化，使痛失病愈，避免手术之苦。

（六）甲状腺结节，理气解郁化痰散结

章某，男，46岁。2016年7月6日初诊。B超检查提示：亚急性甲状腺炎，甲状腺结节（右侧1.1厘米×0.7厘米、左侧2.9厘米×1.9厘米）3月有余。自诉颈项部持续性胀滞而痛，痛及双耳，咽喉异物感殊甚伴有异响，夜寐不安，且有颈椎骨质增生。形体瘦削，盗汗纳呆，腑便不爽，舌黯红，苔薄黄，脉沉左关微弦带滑，尺按无力。证属肝郁气滞，痰脂夹瘀。治拟疏肝理气，涤痰散结。处方：

丹皮10克　丹参15克　桑叶10克　枸杞子15克　制女贞子15克　炒乌药6克　熟黄精20克　潼白蒺藜（各）12克　钩藤10克　盐杜仲15克　炒川续断15克　稽豆衣30克　淮小麦30克　葛根6克　片姜黄6克　制远志6克　紫贝齿25克　酒赤芍12克　炙甘草3克　7剂。

二诊：服药第5天始颈项部胀痛好转，咽喉异响减轻，盗汗渐愈，纳谷渐馨，腑便已畅。予原方去滋阴养心敛汗的稽豆衣、淮小麦，改助补益肾元以涵肝木的巴戟天15克。如此反复治疗约3个月，复查B超甲状腺结节已消。

【按】肝郁气滞，横逆犯脾，脾失健运，痰脂凝滞，阻碍气机，凝结而成瘿瘤。气滞痰凝瘀阻，不通则痛。丹皮、丹参、桑叶清泄肝胆血分与气分的郁勃之火，以解郁火与痰瘀滞气之凝阻；枸杞子、女贞子、乌药、黄精大补肝肾精血；杜仲、川续断补肾填精以滋水涵木；潼白蒺藜、钩藤平肝柔息，免致风阳上扰入络；葛根、姜黄直达颈项肩耳，舒经活络、散结止痛；远志、紫贝齿宁心安神温胆以养心气，心气足心血生以灌溉四肢百骸，血行则气滞消；赤芍能散能利，散结消瘀；甘草甘缓和中。诸药共奏疏肝理气、涤痰化瘀、散结止痛之功。

（七）男子不育，强精补肾降浊疏化

胡某，男，27 岁。2015 年 7 月 20 日初诊。婚 3 年余，其妻 0-0-1-0，男女血型分别："A"型、"O"型。形体丰腴，华发早白，神疲倦怠，胃纳不馨，偏溏。诊尺脉沉细无力，左关微弦，苔白，舌嫩红。证属肾精不足，脂浊不清，疏泄失达。治拟益肾强精，降脂化浊，佐以疏达。处方：

人参归脾丸（包煎）15 克　五子衍宗丸（包煎）15 克　分清五淋丸（包煎）18 克　生晒参 5 克　党参 15 克　焦白术 12 克　茯苓 12 克　枸杞子 15 克　女贞子 15 克　楮实子 10 克　菟丝子 15 克　地肤子 12 克　川草薢 12 克　巴戟肉 15 克　淫羊藿 15 克　炒川楝子 15 克　锁阳 15 克　郁金 12 克　潼白蒺藜（各）12 克　葛根 6 克　乌药 6 克　浙贝 12 克　竹沥半夏 12 克　蜜甘草 3 克　7 剂。

二诊：药后神疲略减，伏案工作，肩颈不适，原方出入酌加红

景天 12 克，片姜黄 6 克。后因外地出差原方继服 14 剂。后电话追访喜育一男孩。

【按】方以人参归脾丸大补脾肺之气，五子衍宗丸滋补肝肾精血之源，分清五淋丸分清降浊以澄其流，相互配合其效更显益彰。更用生晒参加四君子汤健脾益气，枸杞子、女贞子、菟丝子、楮实子、乌药大补肝肾精血；巴戟肉、淫羊藿、锁阳补肾助阳；潼白蒺藜、郁金、葛根益肾疏肝开郁达络；地肤子、川草薢分清降浊，通精窍达膀胱利水窍而助精液液化；半夏、浙贝化痰散结、涤痰消脂。肺气宣肃得当，肝气调畅疏达，脾胃健运有司、肾精充足强壮，精水两窍通利无碍，孕育终获喜讯。

（八）室女阴疮，祛风化湿清热解毒

翁某，女，16 岁。2017 年 4 月 13 日初诊。反复外阴瘙痒溃烂伴脓水淋漓 1 年余。下阴灼热瘙痒难耐，脓水淋漓，秽气心烦，目下晦暗。杭城西医诊断为外阴慢性单纯性苔藓、神经性皮炎。室女相火旺盛，下焦湿热，气血凝滞，蕴结成毒，阴部生疮，红肿热痒，溃腐流液，舌红苔黄，脉滑数。风、湿、热、毒蕴结成瘀，治拟祛风清热化湿、活血祛瘀解毒。处方：

当归养血丸（包煎）15 克　皮肤病血毒丸（包煎）15 克　生黄芪 15 克　炒川续断 15 克　白花蛇舌草 25 克　蒲公英 15 克　红藤 15 克　红木香 10 克　生熟薏苡仁（各）20 克　炒扁豆花 12 克　苦参 10 克　地肤子 15 克　白英 15 克　忍冬藤 20 克　白鲜皮 6 克　鹤虱 6 克　焦黄柏 10 克　制苍术 12 克　酒赤芍 15 克　玫瑰花

6克　炙甘草3克　7剂。

水煎两次内服，第三汁加入千里光30克，贯众10克煎汁外用熏洗，湿敷外阴。

二诊：增二妙丸15克，生百部10克，生甘草3克，7剂。续治8周后外阴渐趋平整干燥，瘙痒若失。

【按】风、湿、热、毒、瘀兼夹为患，先予中成药扶正为先，解毒随之，有一正辟三邪之意。黄芪、川续断、白花蛇舌草、蒲公英配外用千里光、贯众补气益肾，清热解毒；红藤、红木香、薏苡仁、扁豆花配二妙丸理气化湿，燥湿健脾；忍冬藤、地肤子、白鲜皮清热利湿，祛风止痒；鹤虱、苦参清热杀虫；"久病必瘀"，取能散能利之赤芍清热凉血散瘀其效更佳；甘草调和诸药。全方祛风化湿、清热解毒、兼顾祛瘀，使脾运健，湿浊化，热毒清，瘀血祛，年余缠疮瘙痒终获效验而除。

（九）阴挺脱垂，益气举陷补肾健脾

周某，女，59岁。2017年8月13日初诊。反复下阴坠胀伴阴部有物脱出2年余。患者年老，从事农活，长久站立，腰骶酸痛。脾气虚，中气下陷，任带两脉失于提摄；肾主封藏，司前后二阴，胞脉胞络系于肾，肾阴不能涵养子宫冲任及胞脉胞络，肾阳不能统摄奇经八脉，不能温煦胞宫而固前阴，故致子宫下垂。治宜益气举陷，强肾固冲。处方：

八珍益母丸（包煎）15克　炙黄芪15克　党参15克　炒白术12克　茯苓15克　升麻3克　柴胡5克　巴戟天15克　仙灵脾

20 克　盐杜仲 15 克　炒川续断 15 克　枸杞子 15 克　制女贞子 15
克　酒白芍 12 克　玫瑰花 6 克　覆盆子 12 克　制狗脊 15 克　地肤
子 15 克　炒扁豆花 12 克　炙甘草 3 克　7 剂。

　　药后诸症好转，继守法再进以资巩固，终至痊愈。

　　【按】补中益气汤合大补元煎益气健脾，尤以柴胡、升麻升阳
举陷；白芍、玫瑰花敛肝舒气；巴戟天、仙灵脾、覆盆子温肾固冲；
杜仲、川续断、狗脊益肾壮腰；枸杞子、女贞子滋阴补肾兼制温阳
药之燥；扁豆花、地肤子、甘草补脾利湿和中。入以八珍益母丸，
更增补气养血兼缩子宫之力。全方使气虚得补、气陷得举、任带得
摄、封藏得固，阴挺遂愈。

（十）顽疹瘙痒，祛风化湿凉血解毒

　　章某，男，28 岁，已婚。2015 年 7 月 25 日初诊。主诉：周身
皮肤瘙痒 5 年余，加重 2 天。诊见周身不出汗，肤疹瘙痒，四肢自
觉重滞乏力，便溏，舌略暗红，苔根微黄薄腻，脉弦濡小数，尺按
无力。适值炎夏盛暑心火当令季节，诊为心热炽盛、风湿热毒蕴结
之顽固性皮肤瘙痒症。治宜祛风利湿，凉血解毒止痒。处方：

　　连翘败毒丸（包煎）12 克　皮肤病血毒丸（包煎）15 克　僵
蚕 6 克　蝉蜕 3 克　紫荆皮 6 克　炒赤芍 15 克　玫瑰花 6 克　浙贝
15 克　白蒺藜 15 克　防风 6 克　生葛根 6 克　片姜黄 6 克　连翘
10 克　忍冬藤 20 克　香白芷 3 克　焦六神曲 9 克　丹皮 10 克　丹
参 15 克　桑叶 10 克　淡竹叶 5 克　生薏苡仁 20 克　炒薏苡仁 30
克　地肤子 15 克　白鲜皮 6 克　炙甘草 3 克　7 剂。

二诊：服药后肤痒好转但尚存在，伴口渴欲饮，遂增入川石斛12 克，炒枇杷叶 6 克，7 剂。

三诊：便溏，肤痒好转，再进一筹。去玫瑰花、葛根、姜黄，加蒲公英 15 克，生地黄 12 克，蛇蜕 5 克，乌梢蛇 5 克，7 剂。

经治两月余，瘙痒未再发。嘱：忌辛辣厚味、鱼腥发物，禁饮酒，多食蔬菜、水果。保持心情舒畅，避免搔抓、摩擦或热水烫洗，忌用碱性强肥皂洗澡。内衣要柔软宽松，宜穿棉织品，不宜穿毛织品。

【按】凡顽固性皮肤瘙痒疾病，总不外乎风、湿、热、毒：无风不遍发，无湿不瘙痒，无热不红肿，无毒不顽固。而风、湿、热、毒往往相互交蕴阻滞，经久难愈。该患者禀赋不耐，心热炽盛，风湿热毒内蕴，且饮食不节，过食辛辣、油腻、酒类，损伤脾胃，湿热内生，化热生风，内不疏泄，外不透达，郁于皮肤腠理而发本病。故宜祛风化湿，凉血解毒止痒。

（十一）绝经诸症，滋阴补肾清泄宁神

郎某，女性，53 岁。2017 年 12 月 23 日初诊。经断已 5 个月，潮热、汗出，口干甚，白带量多，无异味，平素尿路感染频发，小便次数多、涩痛、夹血丝，舌麻痛，双耳渐进性耳聋，冬天易生冻疮，夜间寐浅，腑便日解。舌质红，苔根微黄，脉细弦略数。实验室和辅助检查：白带常规示清洁度Ⅲ度，尿常规可见白细胞。诊为绝经前后诸证之阴虚火旺型。治宜滋阴清热、健脾益肾、宁心安神。处方：

养阴清肺丸（包煎）15克　杞菊地黄丸（包煎）12克　天王补心丸（包煎）15克　生黄芪15克　炒川续断15克　白花蛇舌草25克　蒲公英15克　野百合12克　炒乌药6克　丹皮10克　丹参15克　桑叶10克　川石斛12克　炒香枇杷叶6克　枸杞子15克　炒枣仁10克　地肤子15克　白英15克　忍冬藤20克　山萸肉6克　炒石菖蒲6克　炙甘草3克　7剂。

二诊：药后潮热汗出明显好转，夜寐稍安，耳聋尚在，尿次减少，腑便日解。守上方再进一筹。嘱忌辛辣、鱼腥发物，忌饮酒，多食蔬菜、水果。保持心情舒畅。

【按】妇女在经断前后，肾气渐弱，冲任二脉虚衰，天癸渐竭，月经将断，易导致阴阳二气失衡，气血功能紊乱，而出现一系列阴阳气血不足或不调的症状。以阴阳虚损、气血不足为本，肝郁或气滞或火旺为标。该例为肾阴不足，阴虚内热，浮阳不敛，迫汗外越，不能上济于心，神明不安所致。治拟滋阴清热、健脾益肾、清热解毒、宁心安神。临床喜用百合乌药汤治疗此病。百合甘微寒，能开肺郁而生肾水，清肺养阴而宁心神；乌药辛开温通，专走气分，顺气降逆，散寒止痛，又能温下元，调下焦冷气。两药伍用，一寒一温，一甘一辛，一上一下，一补一疏，凡肺气闭郁，肝失条达，气机不畅，虚热渐生所致的脘痞胀闷疼痛，胸胁不舒，虚烦不寐，甚至神志恍惚，欲行不行，欲卧不卧，其效益彰。方中养阴清肺丸，为清润肺经气阴以滋天一生水之源；杞菊地黄丸大补肝肾真阴以明目而清头风；天王补心丹清心泄热，滋水宁神。三丸并进，与黄芪、续断、白花蛇舌草、蒲公英及丹皮、丹参、桑叶、石斛、枇杷叶一清一滋、凉血活血；杞、枣、萸、菖蒲，既补肝肾及心血，又通九窍；炙甘草调和诸药，共奏全功。

（十二）口舌生疮，清心疏肝泄热化湿

董某，女，53岁，2016年8月11日初诊。反复口腔黏膜溃疡一月有余，溃疡蔓延，糜烂点红肿热痛，目赤火热，肢末不温，大便偏干，2～3日一解，脉弦濡小数，苔根微黄薄腻，舌尖红。诊为口疮病。治宜清心疏肝泄热，健脾化湿解毒。处方：

升麻6克　川连2克　炒枣仁（杵）12克　当归12克　生地黄15克　丹皮10克　丹参15克　桑叶10克　防风6克　生石膏12克　焦栀子6克　藿香6克　川石斛12克　炒香枇杷叶（去毛）6克　酒赤芍15克　浙贝12克　生薏苡仁20克　卷心竹叶3克　蜜甘草3克　7剂，凉服。

二诊：口疮已愈，目赤火热稍好转，偶有齿龈肿痛，腑便偏干，日一解。前方去竹叶，加炒青皮6克，7剂，以善其后。

【按】《诸病源候论》卷三十："脾胃有热，气发于唇，则唇生疮而肿也。"病位在口，在上，病性属热、属火，有虚有实，反复发作。从脏腑论，脾胃为本病直接致病脏腑，与心、肝、肾相关，何谓也？水火也，阴阳也，阴水虚于下，虚火旺于上，灼伤黏膜，则生本候。治当壮水之主，以制阳光，拟清心疏肝泄热，健脾化湿解毒。以清胃散为主方加减，黄连苦寒直泻胃腑之火；升麻清热解毒，升而能散，宣达郁遏之伏火，有"火郁发之"之意，且为引经报使药，与黄连配伍，则泻火而无凉遏之弊，升麻得黄连，则散火而无

升焰之虞；胃热则阴血亦必受损，故以生地、生石膏加强凉血滋阴，泻火泄热，浙贝清热散结解毒；防风取自"泻黄散"之意，重用能发脾中之伏火，又能于土中泻木也，且为脾经引经药；以川石斛、炒香枇杷叶滋养胃阴；丹皮、丹参、赤芍同用凉血活血、清热解毒；当归、枣仁养血和血；栀子、竹叶清心泄热，导热下行；藿香芳香化湿，合生薏苡仁芳化利湿，使湿有出路。全方热泄湿去毒解，14剂尽愈。

（十三）少儿偏矮，养阴清热益气补肾

周某，男性，12岁。2017年10月14日初诊。主诉：身高增长迟缓半年余，患儿唇部毛发浓密，身高较同龄人矮小，现141厘米（父亲身高169厘米，母亲身高152厘米），目下晦暗，偏食，夜寐可，腑便日解，成形，近来感冒微有发热，咳嗽一天。平素易头晕目眩，作业繁多劳累后明显。舌质红，苔白，脉弦濡小数。气阴不足，风痰蕴热未清，少儿低矮伴眩晕证。治宜健脾养肝补肾。处方：

养阴清肺丸（包煎）15克　越鞠保和丸（包煎）12克　杞菊地黄丸（包煎）12克　党参12克　茯苓12克　枸杞子12克　制女贞子12克　广郁金（杵）12克　潼白蒺藜（各）12克　片姜黄5克　忍冬藤15克　葛根5克　浙贝12克　竹沥半夏6克　骨碎补12克　盐杜仲12克　丹皮8克　丹参12克　桑叶6克　香白芷3克　焦六神曲6克　生炙甘草（各）3克　14剂。

二诊：药后发热、咳嗽已愈，头晕好转，纳寐可。上方去郁金、桑叶、丹皮、丹参，加牛膝12克，7剂。后续守原旨再进一筹，以

资巩固。追访至 2018 年 5 月,已长至 148 厘米,无发热、头晕、纳寐如常,举家大喜。

【按】生长发育是一个复杂的过程,决定生长发育的因素包括先后天两个方面,其中遗传起着重要的作用。后天的营养、睡眠、锻炼等综合因素对小儿的生长发育也有很大的影响。中医学将本病归为"五迟"的范畴,病源于脾肾,旁责于肝肺。肾为先天之本,主骨生髓,促生长;脾胃为后天之本,气血生化之源。小儿生长发育所需营养全赖脾之水谷精微的吸收运化与气血供给,而肝藏血在体合筋,肝血充足,筋得其养,肺主气司呼吸,为气之主。方中枸杞子、女贞子、盐杜仲、骨碎补、潼白蒺藜滋补肾精、柔息养肝;党参、茯苓健脾益气;郁金行气解郁,清心凉血;葛根、姜黄、忍冬藤、竹沥半夏、浙贝清热解毒止咳化痰;桑叶、丹皮、丹参清热宣肺、凉血活血;白芷、六神曲芳化理气、导滞畅胃,祛风和胃,荡涤胃中浊气;生炙甘草调和诸药。此外养阴清肺丸、越鞠保和丸、杞菊地黄丸三种丸剂,将水蜜丸剂包煎有利养阴清肺、健脾益气、补肾疏肝功效力增。肺为气之主,脾为气之源,肾为气之根,肝为气之枢,肺脾肾肝四脏同调,极有利于少儿增高。

(十四)子宫肌瘤,养血疏肝化癥消瘕

冯某,女,35 岁。2016 年 10 月 5 日初诊。主诉:发现盆腔包块十数年。平时不定期复查阴超逐渐增大。今再次复查示:子宫多发肌瘤,最大的位于后壁,大小约 6.5 厘米 ×6.2 厘米 ×5.0 厘米。末次月经 2016 年 9 月 13 日,量少,3 天净,经前乳房胀痛,腑便日

解不畅。舌质淡红，苔薄白。诊为：癥瘕，气滞血瘀型。治拟疏肝理气，活血化瘀，消癥调经。处方：

柴胡 6 克　薄荷 3 克　当归 12 克　酒赤芍 12 克　玫瑰花 6 克　广郁金（杵）12 克　白蒺藜 12 克　八月札 12 克　生麦芽 30 克　枸橘李 12 克　漏芦 10 克　竹沥半夏 6 克　炒元胡 10 克　醋香附 10 克　炒三棱 6 克　猫爪草 12 克　白英 15 克　忍冬藤 20 克　炙甘草 3 克　7 剂。

二诊：药后经水按期得行，量可，5 天净。继养血柔肝，化瘀消癥：上方去柴、薄，减八月札、三棱，改赤芍为白芍，加枸杞子 15 克，炒枣仁（杵）12 克，贯众 6 克。7 剂。

三诊：腹胀消失，腑便日解得畅。拟上方加减耐心悉治。复查超声提示：子宫肌瘤较前缩小，后壁最大者约 4.5 厘米 ×3.1 厘米 ×3.2 厘米，病情稳定。

【按】癥者，真也，坚硬成块，病在血分；瘕者，假也，痞满无形，病在气分。此病多由脏腑功能失常，气血不调，使瘀血或痰湿蕴结，阻滞胞宫胞络而成。久病必瘀，经带胎产首先累及，故经前胸乳胀痛。乳房属胃，乳头属肝，肝主疏泄，胃主通降，若肝失调达，易加重气血郁滞，故月经量少。木不疏土，日久腑便不畅。故全方经前疏肝理气、活血消癥，经后养血柔肝，化瘀散结，共达结滞消、瘀结散、气血和、脉络通的目的。但组方当攻补兼施，补而不滞，攻而不猛，化癥磨积，以不伤正气为要。

（十五）湿瘀带下，养血疏肝利湿化瘀

李某，女，32 岁。2018 年 4 月 7 日初诊。主诉：经行腹痛，经后带下量多三年余。末次月经 2018 年 3 月 20 日，经行腹痛明显。经量一般，色暗红，5 天净。经后带下色黄质稠，偶感小腹隐痛，腰酸不适，腑便时干时软，纳可，妇科检查：轻度宫颈糜烂，余项未见明显异常。诊见：舌淡红，脉细。诊为：痛经，慢性阴道炎。湿瘀互结、带脉失约型。治法：养血化瘀、疏肝利湿束带。处方：

当归 12 克　酒白芍 12 克　玫瑰花 6 克　枸杞子 12 克　女贞子 15 克　炒枣仁（杵）12 克　广郁金（杵）12 克　潼白蒺藜（各）12 克　八月札 12 克　生麦芽 30 克　醋香附 10 克　炒乌药 6 克　炒川楝子 9 克　炒元胡 6 克　白英 15 克　忍冬藤 20 克　地肤子 15 克　生熟薏苡仁（各）20 克　炒扁豆花 12 克　炙甘草 3 克　7 剂。

二诊：患者自述偶有小腹冷痛，腰酸不适，白带增多，如豆渣样。考虑月经将潮，拟原方去酒白芍、枸杞子、女贞子、炒枣仁、广郁金、潼白蒺藜、八月札、生麦芽、白英、忍冬藤，加软柴胡 6 克，薄荷 3 克，赤芍 12 克，炒椿皮 15 克，白鲜皮 6 克，盐杜仲 15 克，炒川续断 15 克，制狗脊 15 克，炒青皮 6 克，淡干姜 3 克，炒小茴香 3 克，7 剂。

三诊：服药期间月经来潮，痛经明显减轻，经后白带质稀，量减少，无异味。上方去柴、薄、赤芍、玫瑰花、淡干姜、椿皮、地肤子、白鲜皮、薏苡仁，加炒白芍 12 克，绿梅花 6 克，枸杞子 12 克，茯苓 15 克，炒巴戟天 12 克，仙灵脾 18 克，苏梗 6 克，白英 15

克，忍冬藤 20 克，7 剂。服药后上述症状逐渐消失，继续巩固治疗 1 个月经周期。

【按】女子之疾当以"调经为先，治带为急"。带血同源，故临床经带同调密不可分。治带重在调理肝、脾、肾及任、带的功能，治疗原则以健脾、升阳、除湿、束带为主，佐以清热解毒、散寒化瘀等法。"夫带下俱是湿证，诸湿肿满皆属于脾"，故"治带必先祛湿，祛湿必先理脾，佐以温肾固涩"之法，并结合月经周期共同调治，使脾运得昌，肾精封藏，肝气得舒则带下自止矣。

（十六）湿热带下，健脾化湿清热束带

费某，女，44 岁。2016 年 12 月 1 日初诊。主诉：白带量多 1 年余。既往有宫颈炎、盆腔炎病史，平素白带量多，色黄质稠，偶感小腹疼痛，腑便溏结不调，腰部酸胀，面色黧黑，黄褐斑，舌淡红，脉细。末次月经：2016 年 11 月 9 日，量偏多，无痛经。诊为：带下病之脾虚湿热型。患者乃六七之年，肾气渐亏于下，夹脾湿、瘀浊不清，带脉失约，故面色黧黑，面颊黄褐斑，带浊绵绵，经行量多、腰酸腹痛等症，乃脾肾两虚，湿热下注之象。正气不足故易反复发作，阴道菌群紊乱，病程迁延而致盆腔炎、宫颈炎等。治拟健脾补肾、清热化湿，兼以调经束带为要。处方：

黄芪 15 克　炒川续断 15 克　白花蛇舌草 25 克　蒲公英 15 克　大红藤 20 克　红木香 10 克　生熟薏苡仁（各）20 克　炒扁豆花 12 克　白毛藤 15 克　忍冬藤 20 克　炒丹皮 9 克　桑叶 9 克　醋香附 10 克　川楝子 8 克　炒元胡 6 克　炙甘草 3 克　7 剂。

二诊：月经按期于昨日来潮，量转多。前方加柴胡6克，薄荷3克，当归12克，玫瑰花6克，炒白芍12克，广郁金（杵）12克，白蒺藜12克，醋香附6克，生麦芽30克，地肤子12克，白鲜皮6克，7剂。

诸症好转，药既初中，毋庸更张，有方有守，缓治收功，拟首方加减运用，调治2月，带下量少，质稀，腹痛逐渐消失。

【按】"夫带下俱是湿证"（《傅青主女科》），内因由体虚、脾肾不足、任带不固，外因多由不洁、邪毒内渍。正不胜邪，邪恋日久，往往湿郁化热生火蕴毒致瘀。故治带一般是以祛湿为主，或因寒湿，或因湿浊、湿热、湿毒，然亦不能单纯以脾湿论治，而应顾及肾肝。同时切忌过早固涩，以免闭门留邪，必待源清浊净秽除毒去，方可酌情选用。总之湿邪宜利、热邪宜清、浊邪宜祛、秽邪宜辟、瘀邪宜化、毒邪宜解，药不伤正，补不恋邪为良策。

（十七）经前乳胀，疏肝解郁理气消胀

张某，女，32岁，2017年6月15日初诊。主诉：经前3～7天两乳房胀痛，近来连及乳头瘙痒，痛甚时不可触衣，易烦躁，末次月经5月23日。有经行小腹胀痛，经行不畅史，2017年6月14日超声检查提示："双侧乳腺小叶增生"。妇科检查："轻度宫颈糜烂"，余项未见明显异常。诊见：舌红，苔薄，脉弦。诊为：乳癖（肝郁气滞型）。治拟疏肝解郁，理气消胀，通络散癖。处方：

柴胡6克　薄荷3克　当归12克　酒赤芍12克　玫瑰花6克　广郁金（杵）12克　白蒺藜12克　八月札12克　生麦芽30

克 枸橘李 12 克 漏芦 10 克 醋香附 10 克 炒乌药 6 克 炒川楝子 9 克 炒元胡 6 克 益母草 30 克 丹参 15 克 泽兰 12 克 炙甘草 3 克 7 剂。

二诊：药后自感双乳胀痛减轻，心烦消失。6 月 21 日月经来潮，量中等，色红，无明显腹痛。后续进益肾疏肝、养血柔肝、化痰散结之剂。续服 21 剂后，上述症状明显减轻，再次月经从未发作。

【按】先贤认为"女子以肝为先天"。肝为藏血之库，主疏泄，体阴而用阳，即以血为本，以气为用，而冲任气血，上行为乳，下行为月水。乳房和子宫皆通过冲任之脉相连，故本病与月经周期关系至为密切。乳房属胃，乳头属肝，冲脉所司在肝而又隶属于足阳明胃经，冲脉亦与乳房、乳头相关，故本病多发生在经前期，因此时气血下注冲脉血海，易使肝血不足，肝气郁而乳络失于滋养所致。故其治经前当疏肝理气，经后酌增养血疏肝、散结化痰之味，对久病肝郁心中苦闷者，结合心理疏导，更能事半功倍。

吴安东

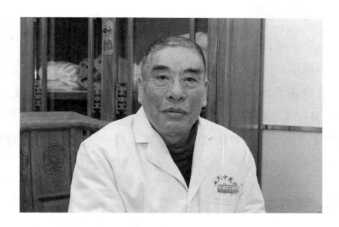

从医格言： 注重医德，提升医术

吴安东，男，1944年出生，浙江富阳人。中西医结合副主任医师，桐庐县名中医，中共党员。

1962～1968年就读于浙江医科大学医疗系，1974～1976年就读于浙江中医学院中医专业（西学中班）。先后在桐庐凤联卫生院、横村中心卫生院工作，任横村中心卫生院院长、党支部书记，于1991年调至县中医院。当选第七次桐庐县党代会代表，第八、九、十届县人民代表，被评为县"十佳"医卫工作者、县优秀共产党员。

多年来一直在临床第一线从事医疗工作，担任中西医结合内科、急诊及病房岗位，能用自己所具备的中西医知识，以中西医结合思路诊治疾病，并常和同行磋商，以取长补短。退休后，被桐君国医馆高聘为主任中医师。

一、主要成果

吴安东医师曾师从浙江名医韩尔中先生，学术观点偏于脾胃派，主张中西医结合。有《中西医结合治疗脑梗塞分析》等5篇学术论文分别发表在《浙江中西医结合杂志》《浙江临床医学》《医学实践杂志》。另有《早期应用化瘀通络法治疗流行性出血热45例》，发表在1993年《医学论文特辑》。吴安东医师对中医治疗郁证颇有心得，对睡眠不好、心境不良，多从心脾两亏入手治疗，效果较好。

二、学术思想

中西医理论和实践各有所长，两者既有区别，又有联系，主张中西互通，衷中参西，相辅相成。中西医结合临床应努力探求结合点，实践中侧重发挥中医学长处，并在此前提下，取西医之长，以提高诊治水平，所以需认真学习中医基本理论和基础知识，包括一些经典著作、老中医医案等，增强中医思维能力。兼备西医和中医思维能力，确实有难度，但这是基础。

1. **辨病和辨证相结合**　对于中西医结合医师来说，辨证是辨中医的证，辨病是辨西医的病，充分发挥中西医两者长处，相得益彰。曾诊治多例肺炎患者，如其曾使用足量抗生素，咳嗽咳痰等已减轻，但体温不退，察其舌色转红少苔，此时"舍病从证"，改用养阴清热法而使其退热；也曾遇见过经多次中药处方给药的"淋证"患者，虽处方规范，但疗效差，进一步细查为肾结核，此时"舍证从病"，转用西药为主。

2. **宏观辨证和微观辨证相结合** 即把中医辨证求因、审因论治和西医的病因、病理、微观检测而认识疾病这两者有机地结合。例如微观检测中的免疫指标异常，血尿生化指标的改变，CT或磁共振提示的脏器组织的细小变化等，在宏观辨证中应予重视，否则会缺乏针对性。总之，中西医结合可在临床、科研等各个方面展开，结合点多，有关人员可根据自身岗位实际，用心探求，取得经验。

3. **临床体会** 临床上，不论常见病或重病、急诊，都能重视中西医结合点，有些体会。如曾观察到流行性出血热早期，微血管损伤可和早期的发热同时出现，此和中医的"热毒温邪内侵，损伤脉络"所致的血瘀相吻合，所以认为在综合治疗的基础上，如何及早改善微循环是中西医治疗的一个结合点，于是自拟了化瘀通络汤（丹参、丹皮、赤芍、马鞭草、桃仁）加减应用，经设组观察45例，疗效满意，后就此撰文在省级医刊上发表。又如慢性阻塞性肺疾病加重期，主要表现为咳嗽，痰量增加或脓性痰，气促加重，在综合治疗中，扩张支气管、改善气道阻塞应作为重要一环。在急诊科时，我在基础处方上，酌情加用百部、黄精、枳壳、川芎等，以求兴奋支气管平滑肌 β_2 受体，后观察其祛痰效果明显，并由此自组咳嗽方（百部、黄精、枳壳、桔梗、甘草、桑白皮、黄芩），用于门诊感染后咳嗽，随证加减，疗效明显。

郁证的主要症状可归纳为为心烦、抑郁或失眠。西医从病理角度看，多与脑内神经递质的代谢、传递和分布的失调有关，而中医对此调控优势显著，副作用又小。由于病因、病机不同，主张以脏腑、气血辨证为主，分型治疗，使治疗方案个体化，如痰热内扰型用黄连温胆汤加减，阴虚火旺型用滋水清肝饮加减等。已观察到多例郁症患者，经心理治疗和中药使用后，减少或停用了原服用的西药，可认为上述措施是对脑内神经递质的合理调控。

三、临证经验

例 1 罗某，女，58 岁。2017 年 4 月初诊。因肺部感染住院治疗，给足量抗生素等综合措施，十天后，体温降至 38℃左右，但总不见退尽，查白细胞总数 2.4×10^9/L，胸片提示肺部阴影基本吸收。神色萎靡，舌红少苔，脉细数，系外邪伤阴，以青蒿鳖甲汤加减。

青蒿 9 克　鳖甲 15 克　知母 6 克　丹皮 9 克　生地黄 15 克　石斛 12 克　太子参 12 克　枇杷叶 6 克　豆蔻 3 克　3 剂。

药后热退，但仍神疲乏力，行路时摇摇欲倒，遂加益气养阴之品：黄芪 15 克，天冬 15 克，北沙参 15 克。5 剂。

【按】 患者为肺炎恢复期，体温降至 38℃左右。分析和肺部炎症已无关联，而和病后体内环境改变所致丘脑体温调节失调有关。可诊为温病后期，邪留阴分，用青蒿鳖甲汤养阴透热。二诊考虑虽发热已退，但气阴两亏未复，遂加用黄芪、天冬、北沙参滋阴清热，益气健脾。后经调理气阴，康复如常。至于白细胞一过性降低，考虑有抗生素因素，用益气养阴之品利于回升。

例 2 戴某，女，64 岁。2013 年 5 月初诊。患者确诊为多发性骨髓瘤，行化疗等治疗后，局部疼痛好转，免疫指标也已改观。3个月后突然出现水泻，每日20次左右，经西药（包括输液）后腹泻仍不止，痛苦不堪。神疲乏力，形寒，舌淡苔白，脉沉细。辨证为脾胃阳气虚弱，脾失运化而湿阻，拟李东垣升阳除湿法。

姜半夏6克　茯苓12克　麸苍术15克　益智仁9克　蜜升麻5克　柴胡4克　肉豆蔻3克　防风5克　炙甘草5克　3剂。

服2剂后腹泻即止，后以参苓白术散合平胃散加减巩固。

【按】患者化疗后泄泻无度，和脾胃虚弱，清阳不升有关。方中柴胡、升麻助清阳上升，防风、苍术祛风化湿运脾，益智仁、肉豆蔻暖脾涩肠，诸药合用，针对性调控，使患者能耐受化疗，至今已有5年余，病情稳定。中西互补，有助提高恶性肿瘤患者的生命质量及延长生存期。

例3　林某，男，56岁。失眠而胆怯，苔腻，脉细滑，服艾司唑仑后，失眠有好转，但胆怯未除。诊为心脾两亏，痰湿内阻。用十味温胆汤加减。

姜半夏6克　茯苓12克　炙甘草5克　陈皮6克　姜竹茹9克　麸枳壳8克　炒黄连2克　党参12克　当归10克　远志3克　炒枣仁9克　秫米15克　5剂。

【按】心脾两亏，心气不足，夹痰夹湿而致失眠和胆怯，以党参、枣仁、远志振心气，温胆合半夏秫米汤除痰湿，舍用重镇安神及滋腻之品如牡蛎、熟地黄、五味子。后继调理心脾，2个月后诸症消失。

例4　李某，女，76岁。2014年6月初诊。心烦不寐，头昏脑涨，口舌干燥，累发口疮，舌红脉细弦数，服舍曲林后呕吐剧烈，不能耐受。初诊时边诉边哭。阴虚火旺，治以滋阴降火，养心安神法。

生地黄15克　蒸萸肉10克　山药15克　茯苓12克　丹皮9克　泽泻10克　当归10克　炒枣仁9克　磁石15克　麸白芍15克　黄连3克　牡蛎15克　郁金10克　人中白4克　5剂。

西药黛力新，1片，一天一次，上午服。

【按】该病为慢性疾病，经多年调理，病情好转而稳定。方中六味地黄丸壮水制火，磁石重镇安神，牡蛎平肝、白芍柔肝以制肝升，郁金行气解郁，黄连、人中白泻其心火。同为不寐，证别不同治法亦异。

例5　何某，女，42岁。初诊：2016年11月。咳嗽已有月余，咽痒痰黏，晚间重，胸片提示两肺纹理增浓，服消炎、抗过敏类西药及止咳中药后效果不明显。脉细苔薄，自组咳嗽方。

桑白皮15克　黄芩9克　蜜百部15克　黄精15克　麸枳壳8克　桔梗6克　炙麻黄3克　苦杏仁6克　炙甘草5克　5剂。

【按】本例西医属感染后咳嗽，中医证属风寒束肺，久而致肺热内蕴，肺气不宣，上逆为咳，邪留不去。其中三拗汤宣肺散邪，桑白皮、黄芩以清肺热，百部、桔梗等止咳化痰。据报道，百部、黄精、枳壳三味合用，有改善气道功能作用，临床观察此类咳嗽药后效果明显，可推测久咳病人和气道功能受损有关，衷中参西，合理组方。

例6　张某，男，42岁。2013年5月初诊。因工作繁杂忙碌，常睡眠不足，力不从心。近月来胸闷胁胀，脾气急躁，口干舌燥，口舌生疮，头部胀痛，大便秘结，舌质红苔黄稍腻，脉弦数。诊为郁证，气郁化火，用丹栀逍遥散加减。

柴胡 6 克　麸白芍 12 克　茯苓 10 克　蒺藜 12 克　麸枳实 8 克　郁金 12 克　焦山栀 9 克　牡丹皮 9 克　人中黄 6 克　制大黄 6 克　醋香附 10 克　7 剂。

药后诸症减轻，二诊按原义加减 10 剂后，症状基本消除，再以养肝疏肝健脾法善后。

柴胡 6 克　麸白芍 12 克　麸枳壳 8 克　北沙参 12 克　郁金 10 克　麸白术 12 克　茯苓 12 克　山药 15 克　当归 10 克　荷叶 10 克

【按】郁证的临床症状多种多样，本例气郁化火证为其中一类，用丹栀逍遥法。方中柴胡、郁金、香附、枳实疏肝解郁，钩藤、白蒺藜疏肝息风，丹皮、栀子清热泻火，人中黄、大黄泻火通便，取得良效。郁证之发病起源常为肝气郁结，其早期多见有气郁化之象，应及早给予疏通气机，清肝泻火，以免病情变得复杂而缠绵难愈。

例 7　诸某，女，52 岁。1995 年 10 月初诊。咯血再发 2 天，既往有肺囊肿伴支气管扩张史，近 3 年来反复咯血，经应用垂体后叶素、止血敏等对症处理，咯血能止，但此次用药 2 天后却咯血不止。舌红苔薄黄，脉弦数。用清热降火法。

桑白皮 15 克　黄芩 10 克　黛蛤散 15 克　牡丹皮炭 9 克　紫草 30 克　制大黄 8 克　花蕊石 15 克

1 剂后咯血明显减少，既而按原方连用 2 剂。

三诊：咯血已止，舌红苔薄，脉细弦。原方去大黄、紫草、花蕊石，加用北沙参 15 克，贝母 12 克，枇杷叶 9 克，麸白芍 12 克养阴柔络。

【按】中医学认为，咯血病机关键为气逆上升，热壅络伤。此自拟的清热降火方中，桑白皮泻肺清热，黄芩清肺降火，大黄泻火通便，使肺火下行，黛蛤散、丹皮、紫草平肝凉血，诸药合用，以清肺热、降肺火、宁肺络。可以认为，这可能与应用清热降火药后，肺部充血减少，肺循环淤血减轻，从而阻断了其病理环节有关。

例 8 张某，男，73 岁。1988 年 12 月初诊。咳嗽、痰黄及气急加重伴发热 3 天，被诊断为肺心病急性发作期，急诊按西医常规处理后，效果不明显。苔黄舌尖红，面浮肢肿，脉数。辨证为痰热郁肺，加用血府逐瘀合千金苇茎汤加减。

当归 10 克　生地黄 10 克　桃仁 10 克　红花 6 克　枳壳 8 克　赤芍 10 克　生甘草 3 克　桔梗 6 克　川芎 6 克　芦根 30 克　生薏苡仁 15 克　冬瓜仁 30 克　黄芩 10 克　炒车前子 15 克

3 剂后发热、气促及咳痰明显减轻，但下肢水肿仍较重，伴口干。原方去桃仁，加葶苈子 10 克，泻肺逐水，停用西药，5 剂后肿退。

【按】有人从现代活血化瘀的研究角度认识血府，认为血府可理解为"血液及血液的内环境"。肺心病因邪热犯肺或风寒化热而急性发作，其血液内环境为壅滞状，用血府逐瘀汤合千金苇茎汤后，能使肺热清，痰水消，壅滞疏通，瘀血自行。所以说，尽管此类患者体质虚弱，但感染重、痰热郁肺时一般还应以清肺逐瘀为主。

例 9 黄某，女，2018 年 8 月 31 日初诊。下腹部绞痛伴便秘 3

天。曾在门急诊处理，经 B 超等检查无殊，其中白细胞为 $4.99×10^9/L$，中性粒细胞 65.1%。行热敷、灌肠、口服乳果糖液等措施，疼痛仍不止。痛苦貌，苔薄根稍腻，脉弦细。为肝脾不调，用四逆散法。

柴胡 6 克　生白芍 15 克　麸枳壳 10 克　炒甘草 3 克　炒槟榔 12 克　木香 6 克　火麻仁 15 克　瓜蒌子 16 克　生白术 30 克

1 剂后，大便通，腹痛消失，再加服 3 剂，腹痛、便秘未再出现。

【按】此例西医诊断为便秘、肠痉挛，中医考虑为肝脾不调，气机受阻，治以四逆散调和肝脾，加木香、槟榔理气宽肠，因见其体质较弱，用较大剂量生白术合火麻仁、瓜蒌子，以增加肠蠕动，润下通便。

例 10　黄某，女，20 岁。2018 年 11 月 16 日初诊。患者咽痛、轻咳伴高热 4 天，曾在门急诊处理。经查 T：39 ℃，白细胞 $1.08×10^9/L$，淋巴细胞 59.3%，即注重组人粒白细胞刺激因子针 1 支等。赴杭州骨髓检后等待报告结果期间来我处诊治，查 T：39.6 ℃，白细胞 $1.3×10^9/L$，淋巴细胞 54.8%。舌色偏红，脉浮数。为温病初起，卫气被郁，以银翘散辛凉解表、清热解毒。

桑叶 10 克　牛蒡子 9 克　金银花 15 克　连翘 10 克　竹叶 10 克　薄荷 3 克　甘草 5 克　大青叶 15 克　羊乳 20 克　三叶青 6 克　石斛 12 克　3 剂。

11 月 19 日二诊：发热已退，但尚乏力、口痛，脉细苔薄黄。查白细胞 $2.27×10^9/L$，淋巴细胞 50.2%，继按前义出入：

桑叶 9 克　银花 15 克　连翘 10 克　羊乳 20 克　豆蔻 3 克　太

子参10克　白茅根15克　石斛12克　炒黄连3克　人中白3
克　荷叶10克　甘草5克　3剂。

11月23日三诊：不再发热、口痛，查白细胞4.32×10^9/L，淋
巴细胞25%，舌色偏红脉细。处方：

金银花15克　连翘10克　炒甘草5克　羊乳20克　茯苓
12克　豆蔻3克　太子参10克　黄芪15克　石斛12克　麦冬9
克　荷叶10克　5剂。

服用后康复如常。

【按】患者高热而白细胞重度减少，在诊断和治疗上较为棘手，
而今年8月份查过血象提示白细胞正常范围，结合中医辨证，判断
此次减少为风邪所致（后骨髓涂片报告为粒细胞欠佳骨髓象），用银
翘散加减取效。

余金木

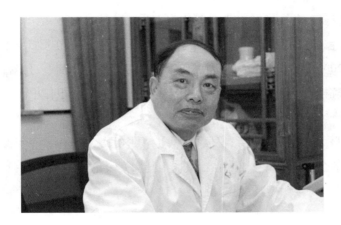

从医格言：黎民百姓永杜夭札之伤，咸登仁寿之域，为吾终身奋斗目标！

余金木医师生于 1947 年 1 月 8 日，幼受庭训，少年校读之余，随其父诵读《药性赋》《汤头歌诀》《医学三字经》《濒湖脉学》四小经典，必至滚瓜烂熟方肯罢休。1962 年初中毕业后，经当时县卫生科批准正式成为中医学徒。随父余问礼先生习医，学习临诊，如是五年寒暑，初步掌握了常见病、多发病的治疗手段。在日常门、出诊工作中，奔波于山村小巷，掌握了常见病和急症的处理，和同事们一起克服山区医院设备简陋、交通不便的困难，把无数病人从死神手中夺回来，深受当地和临近乡镇群众的欢迎和好评。在妇科病的治疗中有独到的疗效，医名远播。1981 年被选送参加浙江省卫生厅举办的浙江省中医妇科晋级班学习一年。在浙江省中医研究院学习期间，深得陈木扇后裔陈尚志名中医的谆谆教诲，并取得了中医妇科医师职称。1993 年担任钟山乡卫生院院长，1998 年调横村中心卫生院从事中医妇科、内科临床工作。1987 年晋升中医妇科主治医师，2005 年晋升中医妇科副主任医师。2007 年退休后一直坚持在县中医院桐君药祖国医馆、康复中心、妇保院等单位担任中医妇科专家门诊。2017 年底受国医馆聘任至今。

自 1994 年以来连续三届担任桐庐县中医学会理事，每年参加县中医学会学术讲座交流。在二级以上刊物发表论文 6 篇。

临床实践中力争理论和实践相结合，争取中医辨证论治和西医辨病相结合。在治疗妇科经、带、胎、产、杂病等方面取得较好疗效。在疑难杂病治疗中如功能失调性子宫出血、不孕不育、习惯性流产、子宫肌瘤、卵巢囊肿及内科病治疗中积累了丰富的经验。

50 多年的医疗工作中，余金木医师多次被评为医院、乡、地区、县先进工作者，荣获桐庐县第二届十佳社区医生、优秀学会会员等荣誉称号。四篇论文被评为县卫生局、县科协优秀科技论文三等奖。

一、学术思想

在长期临床工作中逐步形成了自己的治疗特色，坚持辨证与辨病相结合，中西医取长补短。在妇科病治疗方面，遵脾胃为后天之本，总结妇科调理脾胃六法；治疗月经不调，按寒热虚实归纳进行辨证论治；理论上究本求源，古为今用，推陈出新。

（一）中医妇科调理脾胃六法

脾胃为仓廪之官，脾主运化，输布水谷精微，胃主受纳，腐熟水谷，升清降浊。脾胃为气血生化之源，五脏六腑、四肢百骸皆赖以养，有益气统血等生理功能，故古人称脾胃为"后天之本"。著名医学家李东垣提出"内伤脾胃，百病由生"之理论，对后世影响更大。

妇女的病理和生理，主要表现在经孕产育等方面，它的生理活动是依靠脏腑经络、气血的共同作用来实现的。薛立斋曰："血者水谷精气也，和调五脏，洒陈六腑，在男子则化为精，在女子则上为乳汁，下为经水。故虽心主血，肝藏血，亦皆统摄于脾，补脾和胃血自生矣。"说明了在生育方面，在脏腑之中，脾胃的功能尤为重要。故调理脾胃，在妇科临床上有它的重要意义。

调理脾胃法含义广泛，可归纳总结为六法。

1. 健脾和胃法

适应证：脾胃气虚，运化乏力。主症：面色萎黄，四肢乏力，语音轻微，饮食不思，大便溏薄，舌质淡，舌苔薄白，脉缓弱，妇女出现月经不调，痛经或闭经，产后缺乳等。代表方剂：四君子汤、参苓白术散。

方某，女，28岁，1997年5月3日就诊。月事欠常，或先或后已有年余，今停经2月，头晕乏力，面色不荣，胃纳欠佳，小腹及中脘隐痛，大便溏日 2 ～ 3 次，舌淡苔白，脉濡缓。责之脾胃纳运失职，拟参苓白术散增损。

西潞党参 10 克　云茯苓 12 克　炒白术 10 克　扁豆 15 克　陈皮 6 克　怀山药 15 克　炙甘草 5 克　砂仁 5 克　台乌药 10 克　制香附 10 克　7 剂。

药后头晕乏力、便溏好转，饮食渐增，法守原义再进。诸恙向愈，月事已行，唯量少色淡，拟健脾益气养血调经法。处方：

西潞党参 10 克　云茯苓 12 克　炒白术 10 克　扁豆 15 克　陈皮 6 克　怀山药 15 克　炙甘草 5 克　台乌药 10 克　制香附 10 克　当归 10 克　炒白芍 12 克　益母草 15 克　14 剂。

后随访经行正常。

【按】闭经原因，不外虚实二字，虚者为气血亏损，无血可下，实者多因气滞血瘀，痰湿阻滞，冲任不通经血不得下行。《景岳全书·妇人规》云："血枯与血隔自不同，盖隔者阻隔也，枯者枯竭也；阻隔者因邪气之隔滞，血有所逆也，枯竭者因冲任之亏败，源断其流也。"该病例健脾益气，滋其化源，血海充盈，胞脉得养，故经水自利耳。

2.补脾举陷法

适应证：脾胃气虚，中气下陷，统摄乏权。主症：少气懒言，四肢乏力，饮食无味，舌淡苔白，脉虚等。妇女可出现经行先期、量多，或崩漏不止，妊娠期间可出现腹痛胎漏、小便不通、产后阴挺等。代表方：补中益气汤、举元煎、益气导溺汤。

赵某，女，32 岁，2011 年 10 月 5 日就诊。产后 40 多天，妇保院检查子宫脱垂Ⅱ度，自述站立时体外可及，卧时较轻。症见面色萎黄，形瘦体弱，自觉头晕目眩，气短纳少，腰部酸楚，少腹坠胀，全身乏力，舌淡苔薄，脉沉细无力。治宜补中益气，补肾固涩。方用补中益气汤加减。

炙黄芪30克　党参15克　炒白术15克　当归身15克　升麻6克　柴胡6克　菟丝子15克　金樱子30克　炒枳壳30克　炙甘草6克　炙龟甲15克　7剂。

二诊：药后自觉症状减轻，效不更方，继以前法7剂。

三诊：述诸恙已愈，唯感神疲乏力，腰部酸楚。拟前方减枳壳、龟甲，加杜仲、川续断以善其后。

【按】该患者由于素体虚弱，产程过长，产后过早下床，以致脾虚气弱，中气下陷，不能提摄，故阴挺下脱。治以"虚者补之，陷者举之，脱者固之"为原则，投以益气升提，补肾固脱之法，方必有功。

3. 运脾化湿法

适应证：痰湿困脾，运化失使，气机阻滞。主症：胸胁满闷，或呕恶痰多，形盛气弱，苔腻脉滑，经行衍期，或闭经不孕，带色多白，或妊娠肿胀等。代表方：苍附导痰丸、启宫丸、完带汤之类。

徐某，女，32岁，已婚，2010年6月7日就诊。近半年经行后期2～3天，形体逐渐肥胖，经后带多，色白质稠，腹胀腰酸，神怠乏力，纳呆，便溏，尿少，脉细滑，苔薄质润。脾虚湿滞，湿浊下流，遂成带下。拟运脾化湿法，处方：

苍术10克　白术10克　怀山药30克　大豆卷10克　白茯苓

12克　陈皮5克　枳壳10克　炒白芍9克　孩儿参10克　炒山楂15克　生炒薏苡仁各15克　赤小豆30克　炒白鸡冠花10克　7剂。

二诊：前投运脾化湿之剂，带下显减，纳已知馨。法采前治：

炒白术10克　怀山药15克　柴胡6克　芡实12克　白茯苓12克　生炒薏苡仁各12克　陈皮5克　党参10克　白芍10克　白扁豆15克　7剂。

服前方后，带下基本已愈，续服原方7剂。

【按】完带汤是治疗脾虚带下的良方，临床历验有效。本例治法均用完带汤加减，以运脾祛湿为主，俾脾运得复，水湿无以留滞，不止带而带自止矣。

4. 调脾降逆法

适应证：脾胃升降失常，肝胃不和等。主症：胸胁胀闷不舒，嗳气叹息，头胀而晕，呕吐恶心，烦躁易怒等。妇女常见妊娠恶阻，胎气上逆证。代表方：香砂六君丸、苏叶黄连汤、紫苏饮。

孙某，女，妊娠2月余。头晕目眩，脘闷嗳气，泛呕纳呆，精神倦怠，脉濡滑，苔薄黄腻。证系孕后冲气上逆，脾胃升降失常。拟调理脾胃，平肝降逆法。处方：

苏梗10克　川黄连3克　吴茱萸3克　砂仁3克　陈皮5克　旋覆花10克　姜半夏10克　炒白芍10克　炒白术10克　党参10克　茯苓12克　姜汁竹茹12克　赭石15克　7剂。

药后头眩脘闷嗳气泛恶均较减轻，胃纳亦增，偶有腰酸。再拟原方，佐入安胎药，服7剂而安。

【按】脾宜升则健，胃宜降则和。脾胃升降如常，气机通畅，肝得条达之性，则呕恶得止。

5.温脾祛寒法

适应证：脾阳不振，寒湿内滞。主症：经前或经行少腹拘挛冷痛，或绞痛，得温减轻，病甚呕吐清水，四肢不温，大便溏薄，经来量少色暗，淋漓不畅，或有血块，脉沉迟或沉紧，舌苔薄白。拟温中散寒通经法。代表方：理中汤、温经汤等。

张某，女，28岁，2012年7月6日就诊。病历年余，经行腹痛感冷，得温略减，不能进食。经水逾期而来，经色暗淡量少，面色苍白憔悴，平素头晕目眩，大便溏薄，舌淡苔薄白，脉沉缓。证系寒湿困脾，经行运行欠畅，拟温中散寒通经法。处方：

西潞党参10克　炙甘草5克　炒白术10克　淡干姜6克　炒吴萸3克　艾叶10克　川芎5克　炒小茴香3克　香附10克　全当归10克　桂心3克　5剂。

药后经行腹痛减轻，精神喜悦，脉象迟缓，苔薄白。前方有效，原法出入。寒邪得暖而散，经血通畅无阻，则腹痛自愈。再服上方7剂，诸恙未现，腹痛若杳。

【按】本病例属痛经范畴，多因素体脾阳不足，胞宫虚寒，血失温运，经行不畅，不通则痛。本病之治疗原则，以畅通气血为主，虚则补而通之，实则行而通之，寒则温而通之，热则清而通之。在服药时间上，于经前3～5天开始到经期，效果较明显。宜连续服用3个月经周期，疗效方能巩固。

6. 泻脾清胃法

适应证：脾胃伏火，阳明有余，少阴不足。主症：经行口舌生疮，经行吐衄，口臭，烦渴善饥，口燥唇干，舌红脉数。代表方：泻黄散、清胃散、玉女煎。

何某，女，36岁，2003年8月5日就诊。近3月经行口舌生疮，牙龈糜烂，经服西药抗生素及维生素类药逐渐好转，至次月经行又复发。经行先期量多色鲜，口气热臭，舌红苔薄黄腻，脉滑数。证系脾胃伏热，累及冲任，热迫血妄行。拟清胃泻脾凉血调冲法。处方：

炒当归6克　川黄连5克　生地黄15克　牡丹皮6克　焦山栀10克　升麻5克　麦冬12克　炒知母10克　炒黄柏10克　女贞子10克　旱莲草15克　广藿香6克　生甘草5克　7剂。

药后诸恙消失，嘱经前继服上方5剂，连服2期，半年后随访未再复发。

【按】"脾气通于口"，其华在唇四白，脾有伏热，故口疮口臭，口燥唇干，火能消谷，胃火盛则消谷善饥，治宜清泻脾胃之热为主。胃为多气多血之腑，胃热每致血分亦热，热迫血行而见月经先期量多，故宜配合生地黄、丹皮等凉血调冲。

以上六法是密切相关的，常须相互配合应用。一切脏与脏之间，腑与腑之间又存在相互资生、相互制约的关系。临床常见的为心脾两病、肝脾同病、脾肾同病等，治疗中又当知常达变，灵活运用。

（二）月经失调的辨证论治

清代程钟龄先生云："经，常也，一月一行，循乎常道，以象月盈则亏也，经不行，则反常，而灾沴至矣。"以取类比象的方法形象地说明了正常女子的生理现象。一月一行者名月经，两月一行者名并月，三月一行者名居经，一年一行者名避年，亦有终生不行月经而受孕者名暗经。月经的正常生理现象，不外乎上述五种。

《素问·上古天真论》云："女子七岁，肾气盛，齿更发长；二七而天癸至，太冲脉盛，月事以则下。"故肾气盛天癸至，任通冲盛是产生月经的主要条件。肾气是人体生长发育的一种机能活动。天癸的词义：天即天真之气，癸即壬癸之水，是促使月经来潮的重要物质。冲脉为十二经气血汇聚之所，是全身气血运行的要冲，称之为"血海"，其脉起于胞中。冲脉之血，既能滋养周身，又可下行而为月经。任脉主一身之阴，凡精血津液等都属任脉总司，为人体妊养之本。总之，气血是产生月经的物质基础，脏腑是生化气血之源泉，经络是运行气血之通路。月经的来潮是脏腑经络气血作用于胞宫的生理现象。

月经不调是指周期的改变和经量色质的改变，包括月经先期、月经先后无定期、月经过多、月经过少、经期延长等。各种有关妇科书籍均按表现的不同症状分型。在临床上各种症状每相互并见，或相互错杂。《沈氏女科辑要笺正·月事不调》曰："先期有火，后期火衰，是固有之然持其一端耳。如虚不能摄，则虽无火，亦必先期；或血液渐枯，则虽有火，亦必后期。"《医学心语·月经不调》：

"方书以趱前为热，退后为寒，其理近似，然亦不可尽拘也。假如脏腑空虚，经水淋漓不断，频频数见，岂可便断为热？又如内热血枯，经脉迟滞不来，岂可便断为寒？必须察其兼症。"八纲是各种辨证的总纲，具有执简驭繁、提纲挈领的作用，而月经不调为妇女独有之病。本人根据上述推理，将月经不调按寒热虚实四证分类。随着症候群的发展变化，寒热虚实亦可相互转化，治疗原则也应灵活机动。月经不调的病因、病理，是临床辨证施治的基础，只有审清属于何种病因病理所引起的，才能制订出相应的治法和方药。《女科经纶》曰："妇人有先病而经不调，当先治病，病去则经自调。若月经不调而后生病，当先调经，经调则病自除。"验之临床，是行之有效的治疗法则。

1. 寒证

寒分实寒和虚寒两类。

实寒的病因：良由经行之际，过食生冷，或冒雨涉水，感受外寒，血为寒凝，则至月经后期、月经过少、痛经闭经等。临床特征：月经后期量少色暗有块，经行腹痛，得热病减，面色青白，畏寒肢冷，苔薄白，脉沉紧。治法：温经散寒，活血祛瘀。代表方：《妇人良方大全》温经汤。寒甚加吴萸、干姜，经量多加炮姜炭、艾叶炭，腹痛拒按加蒲黄、五灵脂。

虚寒的病因，由素体阳虚，阴寒内盛，寒则脏腑气机不行，影响血的生成，血海不能按时满盈。临床特征：月经后期，量少色淡或如黑豆汁，经行腹痛隐隐，常伴有面色少华，腰酸背痛，腹冷如扇，小便清长，大便溏薄，舌淡苔白，脉沉迟无力。治法：养血温经，扶阳散寒。代表方:《景岳全书》大营煎。寒甚加巴戟天、补骨脂，虚甚加参术。

2. 热证

热分实热和虚热两类。

实热的病因：由于素体阳盛，或过食辛烈助阳之品，或情志抑郁，郁而化火，热迫血行，冲任不固。临床特征：经行先期，量多质稠厚，色紫红，阴中灼热，伴面红唇赤，口渴喜饮，心中烦热，大便干结，小便短赤，舌红或绛，苔黄而糙，脉滑数或洪大。治法：清热凉血。代表方:《傅青主女科》清经汤、《景岳全书》保阴煎。量多加地榆、槐花。

如肝郁化热，量或多或少，色红或紫，或存有瘀块，经行不畅，乳房胸胁少腹胀痛，心烦易怒，口苦咽干，苔薄黄，脉弦数。治法：清热舒肝。代表方:《妇科撮要》丹栀逍遥散去炮姜。

虚热的病因：由久病失血伤阴，阴虚阳盛，血不内守。临床特征：月经先期，色鲜红，漏下不止，伴两颊潮红，低热不退，或午后潮热，五心烦热，咽干口燥，渴不多饮，盗汗少寐，舌红欠润，少苔或无苔。脉细数无力。治法：养阴清热。代表方:《傅青主女科》两地汤。

3. 虚证

本型分气虚、血虚、肾虚三类。

气虚的病因：由饮食失节或劳倦过多，损伤脾气，以致脾虚气弱，统摄乏权，冲任不固。临床特征：月经先期，量多色淡，伴面色㿠白，形寒肢冷，精神倦怠，少气懒言，头晕目眩，心悸自汗，舌体胖嫩，舌苔薄白，脉缓弱。治法：补气摄血。代表方：归脾汤、补中益气汤、举元煎，可随证选用。

血虚的病因：由久病体虚，或长期慢性出血，或产乳过多，数伤其血，或饮食劳倦伤脾，生化之源不足，营血虚少，以致冲任血虚，血海不能按时满盈。临床特征：月经后期，量少色淡质稀，经后腹痛，伴面色苍白或萎黄，肌肤不荣，口唇及爪甲淡白，头昏眼花，心悸少寐，舌质淡苔白或少苔，脉细弱。治法：补血益气，兼补化源。代表方：人参养荣汤、《宝产百问》人参滋血汤。

肾虚的病因：由于素体肾气不足，或房室不节，或孕育过多，损伤冲任，以致肾气不守，封藏失职，冲任功能紊乱，血海蓄溢失常。临床特征：月经先后无定期，量少色鲜红或淡红，腰膝酸软，足跟痛，或头晕耳鸣，舌淡少津，脉沉细。治法：滋补肝肾，养血调经。代表方：《景岳全书》固阴煎、当归地黄饮。如伴见形寒肢冷，小腹冷痛，小溲多而大便不实，可加补骨脂、肉桂、附子、巴戟天、覆盆子、菟丝子等温肾助阳之品。

4. 实证

实证可以概括为肝郁气滞、血瘀、痰阻三类。

肝郁气滞：由于情志郁结，肝失条达，气机不畅，冲任失调。临床特征：经期或前或后，经行不畅，或经行延后，伴胸胁乳房少腹胀痛，胸闷不舒，时欲叹息，郁郁不乐，嗳气食少，舌苔薄白，脉弦。治宜疏肝健脾，理气调经。代表方：逍遥散、《医宗金鉴》加味乌药汤。

血瘀的病因：由于郁怒伤肝，肝气郁结，气机不利，血滞不行，或经期产后血室正开，调摄失宜，外感寒邪，内伤生冷，血为寒凝。临床特征：下腹疼痛，痛有定处，状如针刺，甚则积结成块，按之痛甚，推之不移，肌肤甲错，舌质紫暗，或边有瘀点，脉沉弦或沉迟。代表方：桃红四物汤、血府逐瘀汤、失笑散。

痰阻病因：肥胖之人，多痰多湿，或脾阳失运，湿聚成痰，痰湿滞于冲任，胞脉闭塞。临床特征：月经延长，色淡而黏，白带多而黏，身体肥胖，面色㿠白，胸闷脘胀，食少痰多，神倦懒言，心悸气短，舌淡苔腻，脉濡滑。治法：祛痰化滞。代表方：芎归二陈汤、苍附导痰汤。

二、临证经验

（一）举元煎治疗妇科急症举隅

1. 更年期功血

雷某，女性，50岁，1985年8月3日初诊。患者经血淋沥不断2月余，曾赴县医院妇产科住院治疗，诊断为更年期功血，经刮宫、输血等措施治疗后有所好转。回家数日后又出血，淋沥不断，昨日阴道大量出血，邀余诊治。刻诊：患者经血量多如冲，色淡质稀，形体肥胖，头晕目眩，卧床不起，汗出，四肢不温，气短懒言，舌质胖嫩，边有齿痕，脉细弱。证系脾虚统摄乏权，中气下陷，冲任失固，恐有气随血脱之虞。嘱其仍以输血治疗为妥。患者考虑经济及疗效因素，要求服用中药。遂拟益气举陷固摄冲任，用举元煎加味：

红参 10 克（另煎冲服）　炙黄芪 30 克　炒白术 10 克　炙甘草 5 克　升麻炭 5 克　山萸肉 15 克　煅龙骨 30 克　煅牡蛎 30 克　鹿衔草 30 克

即刻煎取汁频频服下。

次日复诊，诉经血点滴而下，自觉精神好转，能靠床栏而坐。效不更方，继予前方，每日一剂。服 3 剂后经血停止，已能下床行走，诸恙向愈。前方改红参为党参，去龙骨、牡蛎、鹿衔草，加熟地黄、阿胶、枸杞、山药补肾养血。调理半月，病愈体康。

【按】有形之血不能速生，无形之气所当急固。举元煎主治气虚下陷，血崩血脱，亡阳垂危之证，加山萸肉、煅龙骨、煅牡蛎、鹿衔草固摄冲任，脾气旺盛则摄血归经，冲任坚固则崩漏诸恙悉除。

2. 先兆流产

赵某，女性，31 岁，1992 年 10 月 6 日初诊。患者于 1991 年 4 月因宫外孕行单侧输卵管结扎术，术后避孕半年，现停经 2 月，妊娠试验阳性。昨日阴道流血，色鲜红，小腹隐痛有下坠感，腰部酸楚，头晕乏力，舌淡苔白，脉细滑。证系胎气下陷，冲任不固。处方：

潞党参 30 克　炙黄芪 30 克　炒白术 10 克　炙甘草 4.5 克　升麻炭 4.5 克　炒杜仲 15 克　怀山药 15 克　桑寄生 10 克　菟丝子 15 克　苎麻根 30 克　3 剂。

药后阴道流血已止。腰酸腹痛减轻，精神好转，药中病机，效不更方。继服 7 剂后，诸恙向愈。颜面润泽，精神大振，舌淡红，脉滑有力。再拟补中益气，固肾安胎之轻剂，每 3 日服一剂，孕满 5

月后停药，至足月顺产一女婴。

【按】先兆流产多由脾肾不足，冲任不固使然。患者因手术后中气大伤，冲任受损，加之平素劳累，饮食失调，脾运失健，以致孕后胎气下陷，冲任不固，导致先兆流产。举元煎益气升陷，加杜仲、菟丝子、怀山药、苎麻根固肾安胎。方证合拍，则胎安而生产顺利。

3. 妊娠小便不通

何某，女性，32 岁，1993 年 6 月 4 日诊。孕 8 月有余，不慎跌仆。当时似无异样，入夜后小便点滴不通，下腹部胀痛难忍，逐渐加剧。次日送医院行导尿术，腹部胀痛大减。回家后小便仍点滴不通，下腹部胀痛，舌苔正常，脉沉滑。此系胞胎受损，胞胎不举，压迫尿道而致。治当升举胎元，通调水道。处方：

潞党参 30 克　制黄芪 30 克　炒白术 10 克　炙甘草 5 克　升麻 5 克　桔梗 5 克　车前子 10 克

服 1 剂后，即能小便自出。

继服 2 剂，胎动存在，小便如常。后顺产一男婴。

【按】本例外伤后小便不通，看似实证，实际为患者劳累后跌仆，中气骤虚，胞胎压迫尿道而致。用举元煎补中益气提挈下陷之胞胎，佐桔梗升提肺气于上，车前子泻浊利尿于下，气升则水降，故小便自得畅通。

（二）疏肝调冲汤治疗经前乳胀症

经前乳胀症多见于中青年女性。临床以经前乳房胀痛或有触痛性结节，并伴随月经周期反复发作，经后逐渐消失为主要特征。本病在临床上较为常见，近年来发病有上升趋势，故宜早期治疗。笔者近年来运用自拟疏肝调冲汤加减治疗经前乳胀症，疗效满意。

基本方：软柴胡 6 克，炒白芍 12 克，制香附 10 克，广郁金 10 克，全当归 10 克，金铃子 10 克，延胡索 10 克，红花 6 克，丝瓜络 10 克，绿梅花 6 克，玫瑰花 6 克。加减法：乳房结块胀满者加橘核、橘络、路路通；结节较硬者加炮穿山甲、王不留行、皂角刺；恶心呕吐者加旋覆花、赭石；肝郁化火烦躁易怒者加焦山栀、焙丹皮、夏枯草；肾虚腰痛者加杜仲、川续断、巴戟天；带下量多黏稠者加臭椿皮、白鸡冠花。每日 1 剂，水煎分 2 次服，行经后 15 天开始服至经行停止，15 天为一个疗程，可连服 3 个疗程。

中医认为本病与肝经密切相关，肝经循胁肋，过乳头，肝藏血，主疏泄，冲脉隶于阳明而附于肝。情志抑郁，恼怒忧思，或经期产后暴怒忧郁以致肝失条达冲和之性，肝郁气机不利，血行欠畅而成本病。故治宜疏肝解郁，活血调冲为主，使气血冲和则病自愈。若经后肿痛不消，须与乳腺病相鉴别。本病宜早期及时治疗，若迁延日久，可转化为乳腺病，甚至乳腺癌。

卢某，女性，28 岁，1997 年 6 月 5 日初诊。婚后 3 年未育，经前乳房结块胀痛，乳头不能触衣，痛增已历 2 年余，屡治乏效。经行衍期，量少质淡有瘀块，伴胸闷腰酸，舌淡暗苔白，脉虚弦。证系肝郁肾虚，治宜疏肝益肾，调冲助孕。方用：

柴胡 6 克　绿梅花 6 克　玫瑰花 6 克　红花 6 克　全当归 10 克　炒白芍 10 克　川郁金 10 克　鹿角霜 10 克　皂角刺 10 克　丝瓜络 10 克　怀牛膝 10 克　仙灵脾 15 克　路路通各 15 克

7 剂，水煎服，日服 1 剂。

6 月 26 日复诊，症状明显减轻。效不更方，前方继服 7 剂。8 月 13 日三诊，两进疏肝益肾调冲之剂，乳胀消失，诸羔向愈。唯月事未行，神疲乏力，伴恶心欲吐，尿 TT 试验阳性，证系妊娠恶阻，予以和胃降逆安胎之剂。后随访已育一子。

（三）妊娠咳嗽诊治

何某，女性，27 岁，某镇中学教师。2000 年 4 月 15 日门诊。怀孕 6 月余，头痛发热喉痛，干咳不止 3 天。检查 T：39.5℃，咽喉部重度充血，两侧扁桃体肿，心律齐，两肺可闻干湿啰音，血象白细胞 $14×10^9$/L，中性粒细胞 76%，舌红苔薄黄，脉浮数带滑。西医诊断：感冒并发支气管肺炎。因怀孕未做 X 光检查，予抗生素治疗，结果皮试青霉素、先锋霉素均阳性。转我科给予中药口服治疗，辨证属外感风热袭肺。治拟辛凉解表，宣肺化痰安胎。处方：

桑皮、桑叶各 10 克　杭菊 10 克　苦桔梗 6 克　金银花、连翘各 15 克　杏仁 10 克　生草 5 克　干芦根 30 克　薄荷 6 克（后下）板蓝根 30 克　浙贝 10 克　川贝 3 克（分吞）桑寄生 10 克　苎麻根 30 克

药后 1 剂症状明显减轻，2 剂体温正常，继服 2 剂后，诸羔痊愈，后顺产一子。

【按】妇人怀孕后，患咳嗽不已，称"妊娠咳嗽"，古名亦称"子嗽"。每在临诊之际，遇此类病例，病家有用药会损伤胎儿或导致胎儿致畸之虑；医生根据文献报道妊娠期禁用药物甚多，亦感到

治疗棘手。前贤治妊娠咳嗽经验可总结为三个方面：①妊娠咳嗽应尽量少用药物，防止损伤胎气，即衰其大半而止。②根据辨证施治的原则用药，即所谓"有故无殒，亦无殒也"。③祛邪保胎是治疗总诀。在祛邪治病的同时，兼顾胎元，固肾安胎。

（四）产后缺乳治验

章某，女性，29岁。1998年2月18日在本院妇产科顺产一男婴，3天后乳房胀满，乳汁点滴不畅。经用抗生素消炎西药，自购通草煎服吸吮诸法治疗3天，均无效验。邀余诊治时，乳房胸胁胀满，按之胀痛，情志抑郁不乐，舌淡苔薄黄，脉弦细带数，证属血虚肝郁，乳络阻滞。法拟去瘀生新，舒肝解郁，通络下乳，拟下乳涌泉汤加减。处方：

全当归30克　生地黄15克　熟地黄15克　赤芍15克　白芍15克　川芎5克　柴胡6克　青皮10克　天花粉15克　苦桔梗5克　通草3克　白芷10克　王不留行10克　蒲公英30克　丝瓜络10克　路路通15克　生甘草3克

首次服药后4时许，即吮乳畅通，再服犹如涌泉而下，其母见状喜形于色，真不负"下乳涌泉"之称。3剂后吮乳畅通自如。

【按】产后缺乳，证有虚实。《三因极一病证方论》："产妇有二种乳脉不行。有气血盛而壅闭不行者，有血虚气弱涩而不行者。"该产妇符合多虚多瘀的特点，虚中夹实。故方中以四物汤重用当归养血活血，以资乳汁生化之源；柴胡、青皮舒肝解郁；蒲公英、天花粉、赤芍、生熟地黄清泄郁热；桔梗、通草、白芷、王不留行、丝瓜络、路路通通络下乳；甘草调和诸药。药中病机，效如桴鼓相应。后每逢临床产后缺乳，乳络不通，现代医学按急性乳腺炎用抗菌消炎药而乏效者，用斯方每获良效。

（五）从痰瘀论治脑血肿案

王某，男，72岁，2011年3月11日门诊。述近来头晕目眩，头痛如裂，神志昏蒙，四肢麻木，腰膝酸软，舌淡暗，脉弦涩而细。曾头颅CT检查，告知有2.9厘米×3.7厘米颅内血肿。出血性中风，从痰瘀诊治。拟方如下：

炙黄芪45克　当归10克　赤芍15克　桃仁10克　红花10克　地龙12克　川牛膝15克　僵蚕10克　石菖蒲10克　天竺黄6克　全蝎6克　蜈蚣3条　明天麻9克　钩藤15克　炙甘草6克

首诊14剂后，头痛如裂明显好转，自觉各种症状缓解。效不更方，继进前方14剂后，CT复查血肿缩小过半。

三诊：治疗过程中出现舌红少津，腹部胀满，大便干结，加制大黄、火麻仁、郁李仁润肠通便。缓解后出现下肢瘫软无力、腰膝酸软时加杜仲、川续断、桑寄生壮腰健肾之品。共治疗66天，经CT复查颅内血肿完全消失，身体恢复如初。

【按】本方是以中医理论为依据，结合自己多年的临床经验，以补阳还五汤合全蝎散加减组合而成。该病病机本虚标实，老年正气方虚，脑失滋养，痰瘀外溢致成本病。方中以黄芪为君，使气旺而血行；当归、赤芍、地龙、桃仁、红花破血逐瘀，活血通络，僵蚕、菖蒲、天竺黄、全蝎、蜈蚣化痰通络解痉，共为臣药；天麻、钩藤平肝息风为佐；牛膝活血化瘀，引血下行为使。共奏益气化瘀，化痰通络，平肝息风之功。

依据山西中医学院李济川教授的主张，中风病无论是缺血性还是出血性，均以气虚血瘀证为主，应用益气化瘀法治疗越早，预后越好，绝无再出血之弊，不可滥用止血之品。在临床治疗脑卒中有指导性的意义。

（六）脱疽治验

姚某，男，46岁，1974年12月初诊。述3年前因右足大趾红肿疼痛，当地治疗无效后，曾三次赴杭城省级医院住院治疗，诊断为血栓闭塞性脉管炎，术后仍未好转，建议做髋关节下端截肢术，病人考虑将造成终身残疾未采纳。

刻诊：卧床2月余，形体消瘦，四肢欠温，右腿膝关节以下尤冷，踝关节以下疼痛难忍，不能履地，呻吟不已，腓肠肌明显萎缩，足背有约5厘米大小溃疡面，腐烂发黑，周围肌肉红肿，舌淡略紫，脉沉细。证系平素血虚，阳气不足，复感外寒，以致气血运行不畅，不能温养四末，瘀久化热之象。治当养血通脉，温经泄毒并施，当归四逆汤合四妙勇安汤加减。拟方如下：

全当归15克 桂枝10克 炒赤芍15克 炒白芍15克 细辛6克 甘草10克 通草6克 生黄芪30克 金银花30克 玄参30克 地龙10克 川牛膝15克 宣木瓜15克 10剂。

用生理盐水清洗创伤，外敷雷佛奴尔纱布，每天洗换一次。

二诊：患者喜形于外，精神大振，疼痛明显减轻，能自行大小便。下肢肌肤转温。效不更方，继服 10 剂，创口逐渐愈合。因在山区，草药方便，嘱自挖马蹄细辛 6 克，忍冬藤 30 克，紫丹参 30 克，土牛膝 30 克，每天一剂代茶饮。2 月后随访，右足腓肠肌增粗如初。

【按】血栓闭塞性脉管炎，西医病因至今尚不明确。病变主要是中小动脉萎缩变硬，动脉间有炎症性粘连，腔内血栓阻塞。中医辨证此病虚中有实，实中有虚，寒热错杂，治当标本兼顾。其总的病机不离乎"经脉气血循环不畅"，解决血栓是本病的关键。当归四逆汤温经散寒，养血通脉，四妙勇安汤清热解毒，活血止痛散瘀，地龙活血通络，牛膝、木瓜引药下行。

脱疽一证，患在偏僻之处，气血不充，寒热交错，药力难达。若单用温通则助其火邪，若纯施寒凉又有凝滞之嫌，非桂枝、细辛、通草之辛窜温通不能达其病所。但本证非单纯的虚寒证，每至瘀久化热，故清热解毒、凉血泻火之剂必用，更用归芪调补气血。温通其血栓，清泄其火毒，调补其气血，则病自愈。

（七）男性不育验案

丁某，37 岁，妻 28 岁，2011 年 1 月 8 日初诊。结婚 6 年未孕，思子心切，曾赴上级医院检查，女方生殖系统正常，原由男方少精、活动度差所致。症见头晕乏力，腰膝酸楚，房事举而不坚，舌淡暗，脉细弱。拟补肾益精，用益肾生精汤。

仙灵脾 15 克　制首乌 15 克　肉苁蓉 15 克　补骨脂 15 克　巴戟天 15 克　菟丝子 15 克　枸杞子 15 克　女贞子 15 克　楮实子 15 克　桑椹子 15 克　山萸肉 15 克　龙骨 30 克　牡蛎 30 克　莲须 15

克　沙苑蒺藜 20 克

上方加减共 14 剂。药刚服完，发现妻子停经，检查已怀孕。

【按】方中仙灵脾为治疗肾虚精亏必选之品，能增加雄性激素，有促进精液分泌作用，与制首乌配伍助阳补益精血为君药；肉苁蓉、补骨脂、巴戟天、菟丝子益肾固精，此四药为柔润多液之品，为臣药，能提高性欲，增强生育力；枸杞子平补阴阳，与女贞子、楮实子、桑椹子补肾滋阴，以阴制阳，生精功效倍增，为佐药；山萸肉能补能涩，与龙骨、牡蛎、莲须、沙苑蒺藜收敛固涩之剂共掌积精、养精蓄锐为使药。诸药合用，共奏益肾生精之效，从而达到生精、藏精、排精、助孕育之目的。

（八）橘核枳壳汤治疗腹股沟斜疝不全性嵌顿疝

余某，男性，67 岁，1995 年 11 月急诊，诉小腹持续疼痛 1 天伴呕吐数次。询问病史，患者原有疝气，平时疝肿物可用手回纳。是日中午出现下腹胀痛，右腹股沟区肿块按之有紧张感和触痛，多次用手不能回纳肿物，局部疼痛逐渐加剧，至晚饭后疼痛难忍并伴呕吐数次，呻吟不止，家属急送至我院。刻诊：患者急性痛苦面容，疝囊位于右侧阴囊内，按之作痛，舌淡暗，脉弦滑。此为下焦气结、不通而痛之气疝，西医诊断为腹股沟斜疝嵌顿。由于交通受阻和家庭贫寒，无法转院，家属要求给予保守治疗。遂予自拟橘核枳壳汤：

橘核 30 克　枳壳 60 克　荔枝核 7 枚　炒小茴香 6 克　乌药 10克　延胡索 10 克　川楝子 10 克　木香 10 克　昆布 10 克　制半夏 10 克　竹茹 10 克　1 剂。

嘱其即刻煎汤分服。次日复诊，呕吐停止，腹痛减轻，右阴囊内肿块消失，回复如初。嘱继服 2 剂以资巩固。

【按】张子和谓"诸疝皆归肝经"。疝气的主要病机为肝郁气滞，故治疗总离不开疏肝理气。宗《医学心悟》橘核丸通治七疝之意自拟橘核枳壳汤，方中以橘核、荔枝核行气止痛，枳壳、小茴香、木香、青皮、乌药、延胡索、川楝子、昆布疏肝理气止痛，佐半夏、竹茹降逆止呕。枳壳为消痞散结之要药，故宜重用。

本病原则上应手术治疗，但是在基层卫生单位，由于多种原因，如能用保守治疗取得疗效，使患者免受手术之苦，仍有一定的实际价值。腹股沟斜疝出现嵌顿时极易引起肠坏死等严重后果，故保守治疗时应严密观察，如用药 6 小时后病情无明显改善则必须转外科治疗。

（九）超大卵巢囊肿治愈案

黄某，女，46 岁。2011 年 3 月 9 日。即诊：患者右小腹疼痛拒按，黄白带下频泄，质稠腥臭，伴有腰腿牵引痛，舌暗红苔黄腻，脉弦滑。赴中医院阴超检查报告：右侧卵巢囊肿 8.5 厘米 ×5.6 厘米，盆腔积液 4.5 厘米 ×3.6 厘米。患者自述 2 年前在安徽老家曾去医院检查，B 超报告有卵巢囊肿。根据中医辨证系湿热蕴结，瘀痰内阻胞宫使然，予清热解毒、祛痰化瘀、软坚散结法。

忍冬藤 30 克　连翘 15 克　红藤 30 克　败酱草 15 克　蒲公英 15 克　淡条芩 15 克　牡丹皮 10 克　赤芍 12 克　白芍 12 克　芫蔚子 10 克　制香附 10 克　土茯苓 30 克　猫爪草 15 克　玄胡 15

克　泽泻 15 克　失笑散（布包）20 克　7 剂。

3 月 16 日复诊：药后腹痛减轻，黄白带下明显减少，舌暗红苔黄白而腻，脉滑带弦。拟前法减玄胡、失笑散，加生牡蛎 30 克，白芥子 6 克，14 剂，嘱其经行第 6 天 B 超复查。

三诊：经行后来院复查，B 超提示右侧囊肿 3.8 厘米 ×2.9 厘米，盆腔少许积液。自觉诸恙向愈，唯觉肢软乏力。前方加当归、生黄芪、紫丹参，调治月余，B 超复查，囊肿积液消失，经带恢复正常。

【按】卵巢囊肿以妇女下腹部包块为主要症状，由多种原因引起，诊断上以 B 超检查为依据，大于 5 厘米要行手术切除。该病妇属外地来桐打工，因经济原因要求给予保守治疗。中医辨证属于湿热邪毒证，以银翘红酱解毒汤合金铃子散、失笑散清热解毒，软坚散结，活血止痛。二诊时，腹痛缓解，减玄胡、失笑散，加生牡蛎、白芥子，加强化痰软坚散结之力，多年顽疾得以化解。

陈金龙

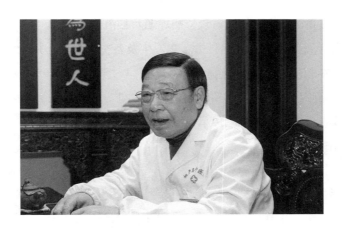

从医格言： 勤求古训、博采众方。

陈金龙，男，1946 年 7 月出生，祖籍浙江绍兴。副主任中医师，近代著名中医学家丁甘仁先生再传门人，孟河医派传人。

陈金龙医生少年时学医于名医滕昌铎先生（滕受业于近代著名中医学家恽铁樵先生），后受传于名医袁昌益先生（袁为丁甘仁先生入室弟子，毕业于上海中医专门学校），易寒暑一十七年，尽得南袁北滕两大孟河医派名医心传。悉心致力于张仲景、叶天士学说研究，兼收并蓄、博览萃精、熔经方、时方于一炉，并深得丁甘仁先生辨证处方之精髓，擅长"轻可去实"之法以治疑难重症，临诊用药轻灵、应手而效，卓然自成一家。

临诊五十余年来，精研中医内科、妇科、肿瘤科、咽喉科，有渊博的理论知识和极其丰富的临床经验，擅治各种疑难杂症，屡起沉疴。特别是对各类恶性肿瘤的治疗经验宏富，有一系列疗效卓著的诊治方案，四方求治者甚众，病患遍及县内外。

历年带教硕士生、本科生、实习生及各类进修生、师承学生 40余名。在教学上，循循善诱，诲人不倦，对学生亲如子弟，毫不藏私，一边临诊，一边讲解辨证审因之道，处方用药之法，鞠躬尽瘁，毕生致力于中医药事业之传承与发扬。

一、主要成果

陈金龙医生 1979 年经全国中医药选拔招贤考试脱颖而出，调入公立医疗机构工作。此后一直在桐庐县中医院任主治中医师、副主任中医师。2006 年 6 月退休，先后受桐庐县桐君药祖国医馆、桐庐桐君堂国医馆、杭州方回春堂国医馆之聘，任中医内科主任中医师。

繁忙诊务之余，陈金龙医生深入研究中医学理论，在省级以上杂志发表论文七篇。

陈金龙医生历任桐庐县中医学会第一至第六届理事、常务理事、副理事长、顾问，兼任内科学组组长、桐庐县优秀论文评审委员会委员、桐庐县中医院学术委员会副主任，荣获"专科特色名医"称号。1998 年 2 月被评为"桐庐县第一批名中医"。2017 年 12 月成立陈金龙名中医工作室，广纳英才，12 名大学本科、硕士以上临床医生拜入门墙，其中主任、副主任中医师 5 名，其他各专业主治医师、医师及在校研究生 7 名。

二、学术特点

精研《内》《难》，深入《金匮》《伤寒》之堂奥，并对明清各家温热学说涉猎迨遍，从经方入，从时方出，从诸家入，复从诸家出，用药老辣，应变迅捷。

生平对叶天士学说致力尤勤，曾遍读、精读各种版本之《叶天士医案》，对叶氏辨证用药的规律了如指掌，寒温一炉，充分运用于临床，有得心应手之效。

在临床上，对异病同因以及复症多因的复杂病证，能明辨证因，洞悉症结，从而制订各种治法，有变有常，有缓有急，层次井然，可法可从。其处方能取精用简，互相照顾，组成复方多法剂型，用药轻灵，宗孟河医派"轻可去实"之法。

晚年学识经验并臻上乘，在处理疑难危重病特别是各类癌症患者，辨证精细，分析周详，立法遣药，审慎精当。

三、临证经验

1. 重症肝炎、肝昏迷

姚某，女，29 岁，1981 年 1 月会诊。

患者发热数天，泛恶欲吐，胸脘不舒，在某院治疗三天，旋即身热转增，黄疸迅速加重，高热、抽搐、昏迷，险症迭见，转送我院住院治疗。西医内科检查：中度昏迷，黄疸指数 200 单位以上，SGPT235 单位。经会诊确诊为重症肝炎、肝昏迷。经输液精氨酸钠、细胞色素 C、甘露醇等，病未转机，命在旦夕，急请中医会诊。患者一身尽黄，两颊带赤，身热不扬，秽气逼人，神志昏愦，谵语抽搐，时时发作，溲赤便秘，旬日未落。脉沉伏，尺肤逆冷，良由伏温深藏厥少，热毒极盛，内陷心营，急拟清营通腑，凉血解毒。首诊处方：

神犀丹（研）2 粒　羚角尖 2.5 克　玳瑁 15 克　绵茵陈 24 克　黑山栀 9 克　生锦纹 12 克　连翘 15 克　绿豆衣 15 克　清水豆卷 24 克　大青叶 15 克　碧玉散（包）15 克　甘露消毒丹（包）24 克

日夜连投二剂，鼻饲。

二诊：今晨神志渐清，呼之能应，抽搐亦定。夜半解出酱色黑粪极多，脉转滑数，舌红绛，苔黄腻。伏温由营转气，自里达外，原法续进。原方去神犀丹、羚角尖，加广郁金 12 克，半枝莲 15 克，2 剂。

三诊：药后症已化险为夷，诸症大减，续用边清、边化、边泄之剂，服药 27 剂，肝功能复常出院。

【按】重症肝炎属中医"瘟黄""急黄"范畴，死亡率极高。本例患者就诊时神昏、谵语、抽搐、脉沉伏，危象显然。据仲景"热深厥亦深，热微厥亦微"，断为热毒闭结，腑气不通所致，其神昏、谵语、抽搐为邪热已传心营，扰及神明。若仅守仲景成法难以取效，乃尊近贤冉雪峰氏"伤寒之理，可用用于温病，温病之方可通于伤寒"，予仲景茵陈蒿汤合叶天士神犀丹及甘露消毒丹，揉经方时方于一炉，大剂频进而取捷效。

2. 肺结核大咯血

蒋某，女，42 岁，1984 年 2 月会诊。

患者素有血证，适值地动春升，忽咯血不止，经 X 光摄片，右肺结核有空洞，住院 5 天，予输液、消炎、止血等对症治疗仍不止，遂邀余会诊。望之面浮，微赤，神困，脉来弦细带数，左关弦劲，舌边尖红绛，苔薄黄。脉证合参，良由肺肾久亏，阴虚阳亢，木火刑金致络破血溢，形势凶险。急拟平肝潜阳，降气宁络，用自订羚蕊潜降止血法。处方：

羚羊角尖 2.5 克　生石决明 24 克　左牡蛎 24 克　赭石 15 克　煅花蕊石 15 克　黛蛤散 15 克　十灰丸 15 克　侧柏叶 12 克　京川贝 9 克　苏子霜 15 克　竹茹 9 克　盐牛膝 12 克

2 剂。一剂咯血大减，二剂血止。续予生脉散、百合地黄汤、补络补管汤调养气阴，化瘀生新，连投 17 剂出院。

【按】《灵枢·百病始生》云"阳络损伤则血外溢""阴络损伤则血内溢"。患者咯血久久不止，脉来细数，左关独弦，舌尖边红绛起刺，乃阳络受伤，肝火犯肺，络破血溢之象，非一般见血治血之剂可愈。乃遵叶天士"吐血大旨以上焦宜降宜通、下焦宜封宜固"之旨，用羚羊角、石决明平肝潜阳，代赭石、花蕊石重镇降逆，十灰丸、侧柏叶、黛蛤散止血，苏子、枇杷叶降气，牛膝引血下行，合之以奏良效。

3. 肺心病合并心衰

汪某，女，47 岁，1984 年 2 月会诊。

患者素有咳喘，近半月来加剧，门诊以慢支肺心病收入住院，经输液、输氧、消炎、平喘、利尿等治疗10余天，症状未见明显好转，咳、喘、悸、肿依然存在，始邀会诊。见其面色黧暗，环唇色紫，心悸不宁，咳喘痰白而稀，周身浮肿，按之没指，脉沉细带促，尺脉不起，舌紫，苔白厚。证属心肾阳虚，水饮泛溢，急拟回阳救逆、温运利水，参附、真武、黑锡复方图治。

红参15克　淡附片15克　茯苓24克　化龙骨15克　左牡蛎15克　淡干姜2克　五味子4.5克　京川贝9克　煅鹅管石12克　局方黑锡丹4.5克　2剂。

药后小溲渐增，浮肿大减，喘咳渐平，原法续进2剂，大效。续予生脉、金水六君化裁20余剂，好转出院。

【按】肺心病、心衰，属中医痰饮、水肿、喘证、心悸范畴，病机为阳虚水逆，上凌心肺，症情至危。叶天士谓："外饮治脾，内饮治肾。……实喘治肺，虚喘治肾。"急予大剂参附回阳救逆，真武温阳利水，黑锡温肾纳气，龙牡摄纳化痰，干姜、五味蠲饮，复方图治得以取效。

4. 慢性胆囊炎

叶某，男，45岁。1995年6月初诊。

患慢性胆囊炎、浅表性胃炎有年，近又发作。前医迭投苦寒克伐之剂，胃痛大作，转来求诊。

症见胃脘疼痛，嗳噫泛吐，痛时喜按喜温，四末不温，脉沉微，苔薄白，证属苦寒伤胃，胃阳不通，拟温通降浊法。药用：

淡附片5克　淡干姜2克　炙甘草2克　炒金铃子6克　玄胡9克　沉香2.5克　炒九香虫6克　大砂仁2克

一剂知，二剂胆胃疼痛大减。原方附子减为 2 克，加炙刺猬皮 9 克，炒白芍 9 克，全当归 9 克，连投 7 剂诸症若失。

5. 肝脓疡

陈某，男，35 岁，桐庐镇大丰村，1996 年 5 月初诊。

患者以发热寒战，恶心欲吐，身目发黄，住某院半月余，经抗菌消炎输液治疗，热仍不清，遂来我院求诊。

患者自诉春夏之交热病初愈适逢洪水，疲劳后发热恶寒，寒热如疟，一日数发，全身俱黄，右胁疼痛作胀，皮肤红紫，按之痛更甚；小溲黄如柏汁，大便时溏时秘，解之极不通爽，脉沉弦滑数，舌红绛苔黄白黏腻。B超提示：肝脓疡。脉证合参，良由平素嗜酒，积湿蕴热，伏邪深藏厥少，熏蒸阳明，热毒由气入营，急拟清瘟败毒、透热转气。药用：

清水豆卷 15 克　黑山栀 9 克　光杏仁 9 克　白蔻仁 2.5 克　生薏苡仁 1.5 克　金银花 12 克　连翘 9 克　京赤芍 12 克　浙贝母 12 克　碧玉散 15 克　玳瑁边 4.5 克　鲜荷梗 1 尺　甘露消毒丹 15 克

5 剂，水煎分服。

进清瘟败毒、透营转气之品后，发热寒战已退，右胁痛胀渐减，小溲黄，大便溏，脉沉弦滑数，舌红苔黄白黏腻。续予清瘟败毒，宣畅气机。药用：

清水豆卷 15 克　黑山栀 9 克　金银花 12 克　连翘 9 克　京赤芍 12 克　浙贝母 12 克　粉丹皮 8 克　金铃子 15 克　明玳瑁 4.5 克　碧玉散 15 克　鲜荷梗 1 尺　甘露消毒丹 15 克

5 剂，水煎分服。

药后黄疸胁痛作胀已减十之七八，二便畅行，脉来虚弱数，舌红苔黄白，中心脱落。症属邪去正伤，肝阴营液未复，余热留恋未尽，再拟养阴清肝导热下行。药用：

水炒银柴胡6克　京白芍9克　全当归9克　炒金铃子9克　炒九香虫6克　绿梅花5克　北沙参15克　西洋参4.5克　元金斛15克　京元参15克　绿豆衣12克　甘露消毒丹15克　鲜荷梗1尺

连服20余剂遂愈。

6. 慢性乙肝

例1　汪某，女，23岁，淳安县人，1986年8月初诊。

患乙肝二年，久服中西药少效，胃脘隐痛连及肋胁，脉沉弦细数，舌尖边有朱点，苔薄白。阅前医之方，皆用茵陈、大黄、垂盆草、白花蛇舌草、虎杖根之类，且剂量很大。细思此症是疫毒内恋，屡服苦寒败胃之剂，使疫毒深入，营阴被灼，瘀热内阻，气机闭塞，三焦升降乖常所致，拟养阴柔肝，和荣化浊。药用：

炙蒿梗6克　生鳖甲12克　左牡蛎15克　细生地黄15克　粉丹皮8克　紫丹参15克　山慈菇4.5克　金铃子9克　枸杞9克　京玄参12克　甘露消毒丹24克　七叶一枝花9克

前后12诊，共服120余剂，均用此作基本方。或加金铃子散以泄肝止痛；或加九香虫、绿梅花、八月札之类以疏肝理气；或加玳瑁、荷叶边以凉血解毒、泄透解热；或加潼白蒺藜以柔肝、疏肝；最终加北沙参、细石斛以益气养阴。

至1987年1月9日化验，肝功能复常，乙肝表面抗原阴性，经追访迄今未复发。

例2 鲁某，男，23岁，1986年7月会诊。

患乙肝半载，迭进中西药少效，肝功能失常。症见头昏乏力，失眠多梦，烦躁口苦，胁痛隐隐，小溲微赤，遗泄频频，阳强不安，脉寸虚关弦劲尺部洪大，重按则减，舌红绛起刺。证属乙肝失治误治，久服苦寒伐中之剂，使疫毒深入厥少，龙相之火飞腾，肝胆失疏，封藏失职。

前人所谓肝之阳强则火不秘，肾之阴虚则精不藏。拟清肝泄浊，导热下行。药用：

酒炒龙胆草1.5克　黑山栀9克　粉丹皮8克　细生地黄15克　金铃子8克　天冬9克　三才封髓丹15克　碧玉散12克　绿豆衣9克　甘露消毒丹（包）12克　荷叶边4.5克

前方进15剂，自觉见症已减，脉舌亦趋平化，肝功能检查有好转，续予青蒿鳖甲、一贯煎、三才封髓进退170余剂始愈。后经随访，肝功能均保持正常。

7. 肺脓疡空洞

俞某，男，12岁，2018年7月初诊。

患儿1个月前因咳嗽发热在浙江省儿童医院住院，诊断为：①急性重症肺炎；②脓毒血症；③胸腔积液；④中度贫血；⑤肺空洞。出院后仍有肺部大空洞以及胸腔积液。症见形瘦，面色苍白无华，脉虚滑带数，沉按则衰，舌光红赤带绛。一派肺胃阴津大伤、痰热稽留不化之像，予益气养阴、化痰止咳法。

生晒参6克　鲜石斛12克　天花粉9克　生玉竹15克　麦冬9克　甜杏仁9克　浙贝母9克　郁金9克　黛蛤粉15克　老君须9克

白石英 9 克　南沙参 9 克　北沙参 9 克　玳瑁 6 克　玄参炭 9 克

二诊：患者服用 7 剂中药后，自诉咳嗽、胸闷症状明显好转，面色较前红润，继续原方加入淡竹叶 5 克，灯心草 1 克，7 剂。

三诊：患者咳嗽、胸闷等症基本消失，胃纳好转，体重增加，原方加入百药煎 3 克继服。前后服药 20 余剂后，患儿于浙江省儿童医院行肺部 CT 检查示：肺部空洞消失，胸腔积液消失，肺部未见明显异常，肺炎痊愈。

8. 溃疡性结肠炎

王某，女，85 岁。2018 年 9 月初诊。

高年患慢性肠胃炎，病理检查诊断：溃疡性结肠炎。两三年来常腹鸣腹痛，腑行失控。脉沉实，尺脉更虚，证属脾肾两虚，机窍失灵，桃花汤加减。

白芍炭 9 克　防风炭 3 克　金银花炭 9 克　荠菜花炭 15 克　赤石脂 12 克　禹余粮 12 克　石榴皮 15 克　炮姜炭 2.5 克　沉香曲 6 克　荷叶炭 6 克　五味子 2.5 克　五倍子 2.5 克

服药 3 剂，诸症均改善明显。

9. 急性乳腺炎

柯某，女，32 岁，2016 年 10 月初诊。

患者产后 6 月余，适值断乳期，1 周前开始出现发热，体温最高 39.2℃，右乳包块，疼痛，触痛明显，局部皮肤微红，自行热敷理疗后未见明显好转，B 超示：右乳外上象限不均低回声团（炎性肿块考虑）。超声引导下穿刺，未抽到明显脓液。普外科诊断急性乳腺炎，建议使用抗生素抗感染治疗，必要时切开排脓。为免影响哺乳，患者来中医门诊就诊，症见右乳肿胀疼痛，局部皮肤微红，触痛拒按，排乳不畅，伴有发热，口渴，烦躁，脉虚数沉，舌边尖红，苔薄微黄。证属回乳不当，内热与外邪相搏，加之产后肝失疏泄，乳络不畅，乳汁蓄积，日久积而成脓，拟清热解毒，软坚散结，行气散瘀止痛。

银柴胡 3 克　炒赤芍 12 克　生白芍 12 克　酒当归 12 克　酒川芎 5 克　金银花 15 克　连翘 9 克　薄荷 2.5 克　浙贝母 12 克　蒲公英 30 克　余甘子 6 克　拳参 9 克　山慈菇 3 克　生麦芽 90 克　甘草 3 克　穿山甲 4 克（吞服）

先服 3 剂，疼痛缓解，排乳渐畅，心烦好转。复诊予原法加入生麦芽 120 克，续进 5 剂，疼痛明显好转，包块渐消。三诊续进 5 剂，继予仙方活命饮加减，四诊时加入太子参 9 克益气扶正，续服 5 剂，病愈。

【按】急性乳腺炎，属中医"乳痈"范畴，发病原因主要是产后正虚，外邪入络，或肝失疏泄，气机郁结，或饮食不节，过食滋腻，脾胃运化失司。总病机为肝郁胃热，乳汁淤积，乳络不畅，气血瘀滞，郁久化热，热盛肉腐成脓，则出现乳房包块，肿胀疼痛，排乳不畅。本病病性为热证疮疡，治疗以通为用、以消为贵，尤贵早治，切忌一见乳房肿痛就妄投寒凉之剂，《外科冯氏锦书秘录精义》云："乳性本清冷，勿用寒凉药。"故宜在清热之中，配伍软坚散结通乳、行气化瘀止痛之品，以提高疗效。后期热毒虽退，恐伤正气，可稍加益气养阴之品，扶正祛邪，但只能清补，切不可大补，以防余毒重炽，死灰复燃。临证应辨证论治酌情调度，方可大效。

10. 肺癌骨转移

方某，男，55 岁，兰溪人。2017 年 5 月初诊。

患者因不明原因长期低热住院，市肿瘤医院诊断：肺恶性肿瘤骨转移。

初诊：见患者面色青苍，自诉全身经络骨节疼痛，时有酸胀且麻，腰以下更甚，持续低热。胃纳欠馨，不耐久坐。诊脉沉数带弦，重按不足，左手虚弦劲数，舌红绛光剥脱苔。证属伏温，湿热之邪久恋厥少，伏邪深藏，先予清化伏湿伏热，佐以凉荣清肝。

水牛角 9 克　明玳瑁 6 克　生赤白芍各 15 克　紫丹参 18 克　炒丹皮 6 克　炒川楝子 8 克　延胡索 5 克　九香虫 6 克　绿梅花 4.5 克　金银花 15 克　忍冬藤 24 克　绿豆衣 6 克　京元参 15 克　五灵脂 6 克　西紫草 4.5 克　公丁香 1 克　紫荆皮 9 克　北沙参 15 克　蜜白薇 9 克　7 剂。

二诊：发热已退，舌质红绛明显减轻，脉沉弦带数，面色苍黑好转，余症皆轻减。伏温有宣化之机，原法再进。

水牛角 9 克　京赤芍 15 克　炒丹皮 6 克　生地黄 15 克　紫丹参 30 克　炒川楝子 9 克　延胡索 6 克　左秦艽 6 克　晚蚕沙 15 克　宣木瓜 9 克　三叶青 6 克　山慈菇 2.5 克　绿豆衣 6 克　绿梅花 4.5 克　羚羊角 2.5 克　明玳瑁 6 克　京川贝 2 克　忍冬藤 18 克　滴水珠 1 克　公丁香 1 克　7 剂。

三诊：患者伏温身热尽退，病后气阴两虚，胃阴干涸，予上清心肺，中保胃液，下清肝肾之剂，前后调治十余诊，随访诸症平稳，带病延年。

11. 胃癌、肝硬化

倪某，男，50 岁，萧山。2014 年 9 月初诊。

省某医院诊断：胃恶性肿瘤、脾切除术后，肝硬化肝腹水。

初诊：患者由两位男子搀扶而来，形瘦骨立，面色青苍，声音低微，脉来弦劲而数急，舌红光剥少苔，其症大危。急拟养阴清肝，扶正抗邪。

北沙参 9 克　鲜石斛 12 克　潼白蒺藜各 9 克　炒枸杞子 9 克　大麦冬 9 克　甜杏仁 9 克　浙贝母 9 克　紫丹参 15 克　炒牡丹皮 5 克　制香附 9 克　炒金铃子 8 克　延胡索 5 克　绿豆衣 6 克　绿梅花 5 克　大腹皮 9 克　绵茵陈 15 克　淡附片 2.5 克　厚朴花 3 克

二诊：诸症渐有起色，正气有来复之象，劲数之脉稍减，舌红光剥亦轻，原法再进。

北沙参 12 克　鲜石斛 12 克　炒麦冬 9 克　紫丹参 15 克　炒牡丹皮 5 克　潼白蒺藜各 9 克　制香附 9 克　炒金铃子 8 克　延胡索 9 克　路路通 15 克　厚朴花 3 克　大腹皮 9 克　白茯苓 15 克　福泽泻 9 克　藤梨根 30 克　猫人参 15 克

三诊：B 超检查肝硬化肝腹水消失，诸症大幅度好转，能正常工作生活。此后患者断续随诊数年，各项生化指标检查均复常。

金雪明

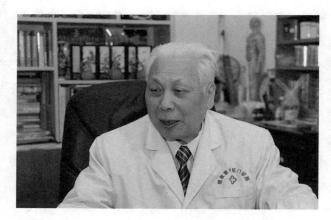

从医格言：继承发掘，创新提高，乃振兴中医，
造福人类之根本！

金雪明，男，1937年11月出生，浙江桐庐人。副主任中医师。

1958年高中毕业后，拜本县名老中医胡仲翙先生为师，学习中
医6年，后招婿入赘，尽得其传。1964年7月下放农村，担任大队
赤脚医生。1979年全国招贤考试被录取后分配于窄溪中心卫生院。
1983年调入桐君医院后担任院长。在担任院长期间，开设了皮肤科
和精神科两个专科，实行基本工资加奖励的分配原则，按劳取酬、
多劳多奖，增加了职工的收入，大大提高了职工的积极性，亦救活

一所医院。1990年在本人强烈要求下，调入桐庐县第一人民医院中医科，专心从事业务研究。为了进一步提高自己的业务水平，先后又拜全国名医、妇科专家何子淮主任，国医大师、著名中医学家朱良春教授为师，在老师释难解惑的教导下，不但对经典著作有了进一步理解，亦丰富了临床实践，从而有了一个质的飞跃，大大提高了临证疗效。多次被评为先进工作者、学会积极分子、优秀会员。1984年被选为桐庐县第八届县人民代表。于1997年退休后被桐君国医馆高聘为主任中医师。

一、主要成果

在学术上，能勤求古训，博采众长，学无偏见，择善而从。对基础理论、《伤寒论》和《温病学》研究有素，主张寒温统一，"五期辨证"，对外感病的继承和发展，做出了积极的贡献。从医60年，擅长中医内、妇、儿各科，为名副其实的"中医全科医生"，在当地及周边县市有较高的声誉。

在省市以上杂志上发表论文近30篇，多篇获优秀论文奖。主要著作有《简明中医外感病证治》《医学实践体会录》《经方实践体会录》《胡仲翊临床经验选》《常用中草药药性赋》等。

二、学术思想

治外感热病，主张寒温统一，五期辨证；
治内伤杂病，重视气血同治，五脏兼顾。
熟读经典，广览历代各家名著，及近代名医的临床经验，能勤求古训，博采众长，学无偏见，择善而从。对外感病的证治，主张寒温统一，倡六淫新概念，创五期辨证法，即恶寒表证期、表里同病期、入里化热期、入营动血动风期和阴阳损伤期，融六经辨证、卫气营血辨证和三焦辨证于一炉。

气与血（包括精津液）是构成人体和维持生命活动的最基本物质。气为血之帅，气能生血，气能行血，气能摄血，气行则血行，气滞则血瘀，气迫则血走，气虚则血脱；血为气之母，血能载气，不断为气的功能活动提供水谷精微，血为气之守，气得之而宁谧，血虚则气虚，血失则气脱。气血冲和，万病不生，一有怫郁，诸病丛生，所以诊治内伤杂病，必须重视气血的关系，共同调养。

人体是以肝、心、脾、肺、肾五脏为中心的有机的统一的整体，藏精气而不泻，生化和储藏气血、津液、精气等精微物质，脏腑功能协调平衡，阴阳匀平，气血和畅，维持着机体及其与环境的统一，保证人体进行正常的复杂的生命活动。神志活动、呼吸运动、血液循环、水液代谢、生长生殖等人体的基本功能活动，虽各为相关脏腑所主，具有各自的规律性，但又均为五脏功能相互调节配合的结果。脏腑间生理上相互联系，病理上相互影响，人体一旦发生疾病，势必影响脏腑的功能，在机体的调节机制中，尤以五脏调节最为重要，必须五脏兼顾，才能达到"阴平阳秘，精神乃治"。

三、临证经验

（一）经方实践录

医圣张仲景的《伤寒论》理法，为历代医家所遵循，其方药为古人临床所习用，被遵为"方书之祖"，是中医学四大经典之一。《伤寒论》中的方剂有很高的实用价值，而且有验、廉、便的特点。但遗憾的是，历代亦有一些不同的声音，诸如"桂枝下咽，阳盛则毙"，"麻黄发汗至猛"，"柴胡升阳劫阴"，"葛根吸胃液"，"石膏猛如虎"，"大黄要泄死"，"附子要热死"，"细辛不过钱"，"半夏有毒，令人半哑"等，使后学者无从下手而不得不徘徊于经方之门外。为了进一步了解这些药物的真正性能，笔者不拘于人云亦云，必亲身尝试，做到心中有数后，才大胆应用于临床。为了学好经方，了解《伤寒论》理、法、方、药的运用，特选录医案 12 例，为临床，特别是初学者运用经方提供鉴借与参考。

例 1 王某，女，28 岁。2013 年 6 月 28 日诊。

一周前因月经量较多，后又感冒，时当夏日，仍畏冷不已，午后热甚（38.8℃），动辄汗出，天明热退，伴头昏、倦怠、面色无华，脉浮缓，舌质淡红，苔薄白。证属营卫失调，治当调和营卫，佐以益气清解，桂枝汤加味：

桂枝 10 克　炒白芍 10 克　甘草 5 克　生姜 10 克　大枣 15 克
黄芪 15 克　青蒿 15 克　3 剂。

服药一剂，畏寒消失，发热亦退，诸症好转，尽剂而愈。加谷麦芽各 15 克，当归 6 克，又 3 剂善后。

【按】桂枝汤为《伤寒论》第一方，其用途极为广泛，只因王叔和曾经说过"桂枝下咽，阳盛则毙"，后世医家不解其意只是对阳盛而言，又将发热之症视为阳盛，所以不敢轻用，甚至有终身不敢用经方者。其实桂枝汤有汗可用，无汗亦可用；冬月可用，夏月亦可用；内科可用，外科亦可用；妊娠可用，产后亦可用；外感可用，内伤亦可用。正如柯琴所言："此为仲景群方之魁，乃滋阴和阳，调和营卫，解肌发汗之总方也。"

桂枝辛甘，性温。归心、肺、膀胱经。具有解肌助汗、调和营卫、温经散寒、通阳补中、活血化瘀、化气利水、温中散结、平冲降逆等功效。正如张锡纯所说："其力善宣通，能升大气，降逆气，散邪气。"陈修园说："桂枝振心阳，如离照当空，则阴霾全消，而天日复明也。"20 世纪 80 年代初我曾治一教师，心阳虚而心动过缓，用桂枝 30 克，黄芪 30 克，附子 15 克，细辛 5 克，炙甘草 10 克治之，先后服近百剂，精神振奋，心悸胸闷消失，现年 86 岁尚健康。

例 2　郑某，男，33 岁。2007 年 12 月 12 日诊。

冬月重感风寒，恶寒发热，虽重衾叠被，犹啬啬恶寒，微咳嗽，头痛项强，腰脊酸痛，四肢骨节亦然，切其脉浮而紧，皮肤干热无汗，此伤寒也，宜麻黄汤主之。

麻黄 10 克　桂枝 10 克　杏仁 10 克　炙甘草 5 克　葛根 30 克
羌活 6 克

2 剂而愈。

【按】麻黄汤为辛温发汗剂，最适于伤寒无汗而见呼吸急促症状者。因项背强痛，故加葛根、羌活。若遇高热烦咳者，可加石膏，仿大青龙法，或麻杏石甘汤法，或用拙拟之僵蚕三拗宣肺汤加减。麻黄汤尚有利小便的功效，故亦可用于某些水肿病，急性肾炎，或风寒湿痹等证。

麻黄味辛微苦，性温。归肺、膀胱经。具有发汗解表、止咳平喘、宣肺利水、祛寒止痛、活血通络、通阳升提、疏风止痒、抗疲劳等主要功效。无奈有部分人一味拘于"麻黄发汗至猛"之说，而不敢轻用。为了体验麻黄发汗之力，笔者曾用 30 克煎服，根本无"洒洒汗出不止"之象。我在临床上常用麻、桂各 10 克，或各用 15 克，从未遇到明显的汗出，只有嘱其药后温覆，才能微微汗出，此时外邪或痹痛亦往往因此汗出而缓解。邹润安说："麻黄气味轻清，能彻上彻下，彻内彻外，故在里使精血津液流通，在表则使骨节肌肉毛窍不闭，在上则咳逆头痛皆除，在下则癥瘕积聚悉破也。"

例3 方某，女，32 岁。1980 年 12 月 2 日诊。

患者咳喘有年，常住院治疗，旬日半月稍缓解后出院回家，三五天后又来住院，如此反复已六进六出矣。嘱我会诊，刻下气喘不能平卧，棉衣紧裹，盖被两条，犹觉冷也。咳吐稀痰呈泡沫状，脸色萎黄，食欲不振，舌淡苔白，脉浮紧。此为饮邪内停，风寒外束，阻遏阳气，肺气失宣所致。治宜温肺化饮，解表通里，止咳平喘，小青龙汤主之。

麻黄 9 克　桂枝 9 克　炒白芍 9 克　细辛 3 克　干姜 3 克　五味子 3 克　半夏 9 克　炙甘草 3 克　焦白术 9 克　茯苓 15 克　5 剂。

药后恶寒减，食欲渐振，咳喘好转，能下床行走。遵效不更方，原方再进 5 剂。诸症基本缓解，出院回家。嘱谨防感冒，仿张锡纯法，处从龙汤 7 剂，以资巩固。尚属年轻，病尚在肺，久必及肾，又处金匮肾气丸长服，以固根本。患者为富阳新浦人，2010 年夫妻特来寒舍告之，自 80 年底在窄溪卫生院治愈出院后，按法调理，身体逐步恢复健康。

【按】小青龙汤麻桂合用以发汗，复用桂芍配伍以解肌，其发汗解表作用略胜于桂枝汤，而逊于麻黄汤。细辛、干姜配五味子，有抑制咳喘的作用，干姜配半夏有温散水饮的作用，故本方主要用于风寒表实兼水饮内停的咳喘证，是治疗寒饮咳喘的有名方剂。又遵"病痰饮者，以温药和之，苓桂术甘主之"之旨，故加白术、茯苓，以加强健脾利水化饮的作用。对症服药，其效确显，数年顽疾亦能根治。

例 4 刘某，女，42 岁。2013 年 3 月 27 日诊。

患者身体较弱，3 天前患感冒，自服感冒、消炎药，不料今晨起床后突然失音，咽喉疼痛，声嘶，发音不扬，微发热，无汗出，尚咳嗽，舌淡苔白，脉沉缓弱。此因感冒失治，或因阳气偏虚，外邪直犯少阴经所致。治宜温经解表，利咽复音，麻黄附子细辛汤合僵蚕三拗宣肺汤加减。

麻黄 6 克　附子 6 克　细辛 3 克　僵蚕 10 克　蝉蜕 10 克　炒牛蒡子 10 克　杏仁 10 克　炙甘草 5 克　老蝉 1 对　3 剂。

服药 1 剂，音即开，痛止热退，尽剂而愈。又处益气健脾温阳之剂以善后。

【按】《伤寒论》301 条曰："少阴病，始得之，反发热，脉沉者，麻黄附子细辛汤主之。"指出本方用于少阴阳虚兼风寒表证，当少阴太阳并治。张璐说："爆哑声不出，咽痛异常，卒然而起……此大寒犯肾也。麻黄附子细辛汤温之，慎不可轻用寒凉之剂。"僵蚕三拗宣肺汤，利咽解表复音。老蝉复音最妙，此为名医金子久先生的经验。

例5　翟某，男，37 岁。2009 年 9 月 26 日诊。

1 周前患感冒，自行服解表消炎药，略感好转。3 天前的晚上突然一阵恶寒后发高热，即去某医院急诊，对症治疗后，白天可稍缓解，但至夜半发热又起，甚至高达 39℃以上，伴头痛，口苦，咽喉干渴，恶心欲呕，胸胁胀痛，便秘尿赤，舌红苔腻，脉弦数。证属感冒初起，未及时对症治疗，外邪内传于里，伏于半表半里，故发热甚于阴阳交接之时，其治只宜和解祛邪，小柴胡汤主之。

柴胡 10 克　黄芩 10 克　半夏 10　生姜 3 片　大枣 4 枚　生甘草 3 克　青蒿 15 克　生石膏 30 克　2 剂。

服后热退而愈。

【按】《伤寒论》云："少阳之为病，口苦，咽干，目眩也。"（263 条）"伤寒五六日，中风，往来寒热，胸胁苦满，嘿嘿不欲饮食，心烦喜呕……小柴胡汤主之。"（96 条）"呕而发热者，小柴胡汤主之。"（379 条）"伤寒中风，有柴胡证，但见一证便是，不必悉具。"可见小柴胡汤的用途非常广泛，不但能治外感邪入半表半里的少阳病，并能治疟疾，妇人热入血室，在蓐得风，劳瘵骨蒸，诸热出血等。但自从张洁古、李东垣、缪仲淳、叶天士诸多前辈所倡"升阳劫阴"之说风行以后，柴胡的用途就无形之中缩小了。其实柴胡的解热作用不管是临床还是实验都已肯定，特别是在黄芩的配伍下，是不会有"升阳劫阴"之弊的。现代西医治感冒，常用小柴胡冲剂亦取得了很好的效果。

柴胡苦辛微寒，归心包、三焦、肝、胆经。且有升举阳气、通降肠胃、和解少阳、退热散邪、疏肝解郁、振通心阳、利水消肿、抗疲劳、抗病毒、抗变应、抗过敏等多种功效。能升能降，能和能散，疏肝利胆，用于外感高热，发热起伏者最妙。

例6 程某，女，13岁。2015年5月12日诊。

6年前父母离婚，其归男方，但其父嗜酒如命，酒后必醉，醉后打人而不知轻重，故经常受惊吓，不敢见其父，见之即心惊肉跳，乃至抽搐，癫痫样发作。其母不忍，带去杭州某院治疗，但效不显，而来我处诊治。其母代诉：平时常心惊肉跳，夜寐不安，常从梦中惊醒，头昏心烦，月经紊乱，少腹拘急，大便秘结，小便热赤。见其体型虚胖，舌暗红，苔白腻，脉弦数。证属惊恐伤肝，致使肝气郁结，胆气不宁，痰蒙心窍，故癫痫作。治宜疏肝解郁，利胆化痰，宁神镇惊，柴胡加龙骨牡蛎汤主之。

柴胡10克　黄芩10克　半夏12克　茯苓30克　大黄6克　龙骨15克　牡蛎15克　生姜3片　大枣4枚　夏枯草15克　灯心草2克　7剂。

药后夜寐较安，大便已畅。减大黄之半，加生麦芽30克，共服28剂，癫痫发作大减。后出入加减，又服28剂，诸症继续好转，癫痫偶发。后改用散剂以资巩固，至今每月偶发，但时间短暂，症状亦轻。

【按】 癫痫常由惊吓之后，肝胆夺气而神不守舍，舍空则正气不能主而痰邪足以乱之。徐大椿曰："柴胡加龙骨牡蛎汤能治肝胆之惊痰，以之治癫痫，必效。"确如其言。加夏枯草、灯心草以加强安神镇惊之功。

例7 胡某，男，56岁。2007年4月28日诊。

患者脘腹痞满伴有肠鸣、恶心、腹泻已有一年有余，胃镜提示：浅表性胃炎伴糜烂。多处诊治未效。刻下脐周胃脘至剑突下痞满而胀痛，恶心欲呕，饮食稍不慎，则肠鸣下利，胸膈烦满，纳谷不馨，口苦乏力，舌质偏红，苔薄黄，根部厚腻，脉缓弦。证属脾胃气虚，湿热壅滞，虚中夹实，寒热并存，胃气上逆则干呕，脾失健运则下利。治宜健脾和胃，半夏泻心汤主之。

半夏12克　干姜6克　黄芩10克　黄连5克　党参15克　炙甘草5克　红枣4枚　吴茱萸3克　木蝴蝶5克　凤凰衣10克　7剂。

药后痞满胀感消失，恶心除，肠鸣减，下利止，腻苔亦退，食欲渐振。原方加炒白芍10克，炒谷麦芽各15克，又7剂而安。嘱少吃油腻、瓜果、酒、辣。

【按】半夏泻心汤是一张调和脾胃的代表方剂。因脾胃之部位在心下，故方剂冠以"泻心"之名。"心下痞"是指胃脘部胀满而不适之证，常伴有干呕或呕吐，肠鸣或下利等胃气不和、脾失健运之证。加吴茱萸配黄连为左金丸，以加强治干呕的作用。加木蝴蝶、凤凰衣以修复其糜烂。一般认为半夏有毒，其实生咀半夏确有麻木之感，煎煮后即无毒。仲景应用半夏，内服者计37方。只在半夏下注一"洗"字，即可入药，未见炮制。后世则炮制者繁多，大大降低了疗效，惜哉！我曾用生半夏60克煎服，什么反应都没有。

例8 毛某，男，31岁。1965年1月诊。

初中毕业后，在家待业3年，后去新疆生产建设兵团，不幸于1963年患上鼻咽癌，在当地治疗年余后，经特许转上海治疗，但仍无多大起色。时至春节将临，犹恐不测，建议回桐庐老家。前去看望，入房时即感一股秽浊之气，自述"咽喉干燥甚，时欲饮水而不解渴，用冰块含服最妙"。请我为其处方，以解救之。我勉拟一方试服：

生石膏120克　知母30克　北沙参30克　麦冬15克　五味子9克　山药30克　天花粉30克　生甘草9克　1剂。

嘱煎汤3大碗，频频饮服。

第2天再去看望时，他竖起大拇指，竟能沙哑地说出："好！好！清凉，清凉！"原方再服3剂，病情进一步好转。后石膏减半，各药根据病情稍有出入调整，有时亦加入僵蚕、蝉蜕、牛蒡子、射干、木蝴蝶、凤凰衣等利咽之味，或加入猫人参、藤梨根、东风菜、香茶菜、山慈菇、仙鹤草、醉鱼草等一些具有抗癌作用的中草药。如此调理半年，病情一直稳定，后回新疆。3年后癌细胞扩散而亡。

【按】 白虎汤是用于阳明壮热的一首强有力的解热剂，由石膏一斤，知母六两，炙甘草二两，粳米六合组成。用石膏"以除三焦大热，止消渴烦逆口干舌燥"，用知母以治"消渴热中，心烦燥闷"，粳米、甘草安和胃肠、清热除烦止渴的功用可靠。然粳米不过调和胃气而已，遵张锡纯以山药代粳米，则其方更妥，见效亦愈速。频频饮服，使药力常保持在上焦而不使下侵致滑泻也。石膏辛甘、微寒，归肺、胃经，具有清热泻火、除烦止渴之功。主治肺热咳嗽、高热不退、口渴、烦躁，甚至神昏谵语，热入营血均可使用。

例9 金某，男，27岁。2018年2月26日诊。

春节期间，饮食不慎，恣食荤腥酒辣，下午4时许，腹痛突发，阵发加剧，即来电叫我急往。按腹胀满，紧张拒按，右下腹压痛（++），反跳痛（++），3天未更衣，舌红苔黄腻，脉弦实。诊为急性阑尾炎，但肠痈未成脓，急宜理气通腑，以缓解疼痛，大承气汤主之。

生大黄10克　枳壳10克　厚朴10克　玄明粉10克（分冲）红藤30克　败酱草30克　牡丹皮10克　赤芍15克　生甘草5克

3剂。

服药一剂，21时许急排大便一次，疼痛即减，3剂尽，诸症缓解。去玄明粉，加冬瓜仁、薏苡仁各30克，谷麦芽各15克，又5剂善后。

【按】大承气汤为通腑泻下剂。《医宗金鉴》有曰："诸积热结于里而成痞满燥实者，均以大承气汤下之也。满者，胸胁满急膜胀，故用厚朴以消气壅；痞者，心下痞塞硬坚，故用枳实以破气结；燥者，肠中燥粪干结，故用芒硝润燥软坚；实者，故用大黄攻积泻热。然必审四证之轻重，四药之多少，适其宜，始可与也。若邪重剂轻，则邪气不服；邪轻剂重，则正气转伤，不可不慎也。"

大黄，一般医生，特别初学者不敢轻用。其实大黄具有清热解毒、泻火攻积、活血化瘀、止血之功，有推陈致新、安和五脏、以通为补之用，具有降脂、利胆、降低血尿素氮、抗菌抗病毒等作用。可使肠道通畅，减少痰脂，使湿浊蕴毒下泄，肝肠疏泄畅达，增进食欲，血脉周流，增强体质，祛病延年，防病益寿，具有积极的意义。

例10 黄某，女，28岁，未婚。2001年10月5日诊。

6年前，月经期因故淋雨受寒，是此行经腹痛甚，必需卧床休息，盖被保暖，即使夏月亦怕风吹，不敢开空调。伴头痛、呕吐涎沫，四肢不温，少腹觉冷，月经错后，带下清稀，便溏尿清，舌淡，苔薄白，脉沉迟。多方治疗，未能好转，观处方大多为桃红四物汤、少腹逐瘀汤之类。治疗原则当温经散寒镇痛，忆《伤寒论》曰："干呕吐涎沫，头痛者，吴茱萸汤主之。"（378条）"手足厥冷，脉细欲绝者，当归四逆汤主之。"（351条）"若其人内有久寒者，当归四逆加吴茱萸生姜汤主之。"（352条）处方：

当归15克　炒白芍15克　川芎15克　桂枝15克　细辛6克　吴茱萸6克　生姜15克　大枣15克　炙甘草6克　艾叶10克

5剂。

嘱月经期间忌吃生、冷、瓜果，禁洗头。下月月经前2～3天来诊。如此调理3个周期，诸症大有好转。后稍作调整，继服3个周期，一切正常。后结婚如愿生子。

【按】吴茱萸味辛、苦，性热，有暖肝肾、温脾胃、止痛、止呕、止泻的作用。但受左金丸配伍之影响，其用量一般偏轻，若用于寒性的疼痛、吐泻等症，可适当加重。

月经期的卫生保健，对女性的健康至关重要。因为月经期间，血室正开，盆腔充血，机体抵抗力较弱，情绪容易波动，邪气最易侵犯，如不注意调护，常可导致疾病的发生，所以遵守"行经八忌"

至关重要。①忌生冷酸辣；②忌受寒冒暑；③忌淋雨涉水；④忌洗头坐浴；⑤忌生气动怒；⑥忌滥进腻补；⑦忌负重劳作；⑧忌同房撞红。

例 11 陈某，男，56 岁。1981 年 3 月 22 日诊。

全身浮肿，住院治疗已两周，西医给利尿剂，浮肿起伏，但终究不退。前辈医生给予苓桂术甘汤加减，其效亦不显，邀我会诊。见全身虚浮，按之凹陷不起，尿少，纳差，不思饮食，神倦体寒，着衣被而不暖，面色晦暗无华，舌质淡胖，苔白水滑，脉沉弦无根。此乃真阳衰极，水邪内停，泛滥为患也。急宜温阳益脾利水，苓桂术甘汤其力不足，当加附子等温阳之味，可仿五苓真武汤治之，且用量适当加重，方能生效。前辈曰："我用桂枝 1.2 克，口中即有出血之象，敢用重剂乎？"我曰："此少量出血，是水湿内停，影响血液循环所致，与用桂枝无关。"但其仍处原方，我亦只得闭口不言。药后病情无有好转，时值前辈回家休息，病者侄女为医院护士，伴其姑母极力邀我诊治，我再三推辞不得，勉拟一方：

附子 15 克（先煎） 桂枝 15 克 茯苓 15 克 生白术 15 克 泽泻 15 克 猪苓 12 克 炒白芍 12 克 生姜 12 克

1 剂试服。

服药后小便大增，浮肿亦退，神倦恶寒有所改观。既效，原方再进 3 剂。浮肿退净、食欲亦振，诸症好转，又调理一周，出院回家。

【按】 当时我初到窄溪卫生院，前辈见上方，大为震惊，故在他退休时送我"少用经方，多用时方"八个大字，我笑纳。此案与例

3 治方某哮喘案，均经西医治疗无效后改用中药治疗，都取得了很好的效果。特别是小儿感冒发热，输液至少 3～5 天，且有抵抗力下降、容易重复感冒等副作用，但改用中药，高热者一般一天之内即可下降，且能提高免疫力，所以不但病家，就连西医、护士亦说，看来慢郎中亦能治急症。群众信任度亦逐渐提高。

案例 12 方某，48 岁，某局干部。1984 年 4 月 3 日诊。

自去年入冬以来，常觉恶寒，四肢不温，精神不振，肢体痿软，食欲大减，睾丸坠胀，牵引少腹，伴阳痿，小便清长，大便溏泄，面色萎黄，血压偏低，舌质淡白，苔白满布，脉沉细。此为少阴阳衰，阴寒内盛。治宜补肾温阳，四逆汤主之。

附子 60 克（先煎 1 小时）　干姜 30 克　炙甘草 15 克　黄芪 30 克　7 剂。

药后恶寒减轻，四肢尚凉，精神稍振，食欲渐增，少腹坠胀好转。遵效不更方，原方又服 7 剂，诸症进一步好转。后四逆汤各药减半，加仙灵脾 30 克，当归 10 克，又服 28 剂，一切近常，阳痿亦愈，乃停药。

【按】四逆汤为少阴病的主方。所谓四逆，是指阳气式微，四肢逆冷而言。一般是先天不足，阳气素虚，或因误治、寒凉太过，大汗、大吐、大下后，阳气随之消沉。这种证候，在热性病的过程中，很容易出现。本方回阳救逆，疗效卓越可靠，但姜、附用量宜大，不能过少，否则功效不著。

附子气味辛甘，性温大热，有毒。经过炮制，再入汤剂，尤经久煮，毒性已大减，但其有效成分却仍保存，故在辨证准确、配伍恰当的前提下可果断投药。善用附子者，代有名家，其主要功用为温阳。附子能上温心阳以通脉，中助脾阳以健运，下补命门以复阳，外固卫阳以止汗，内驱寒凝以镇痛，能"起机能之衰弱，救体温之低落"，有起死回生之功。故凡久病体弱，一切机能减退表现的证候，如神疲乏力，面色苍白，恶寒体弱，四肢不温，小便清长，夜尿频数，大便溏泻，舌质淡胖，苔白润滑，口干不喜饮，或喜热饮，脉沉细迟等，总之抓住"虚寒"二字，均可酌情选用。

（二）金氏五"似"方汇编

1. 五花清解汤

组成：金银花15克　野菊花15克　一枝黄花30克　白花蛇舌草30克　黄花地丁30克

功效：疏风清热，通淋解毒。

主治：外感风热，口渴，发热，舌质偏红，苔薄黄，脉浮数；尿道感染，尿频尿急尿痛；痈疖初起、红肿热痛等证。

方解：此五花均有清热解毒、消痈散结之功，故可用于热病、痈疖、尿路感染诸证初起。

2. 五青凉解汤

组成：三叶青10克　大青叶30克　小青草30克　青蒿15克　青黛5克（布包）

功效：清热、透邪、解毒。

主治：外感风热，高热不退，咽喉肿痛，小便短赤等症。

方解：五味均有清热解毒、凉血消肿之功，善解多种疾病的高热，特别是原因不明的发热。其中三叶青利胆化痰，大青叶利咽消斑，小青草利水抗疟，青蒿解暑透热截疟，青黛息风止痉。

3. 五子降气平喘汤

组成：紫苏子 10 克　白芥子 10 克　炒莱菔子 20 克　葶苈子 10 克　牛蒡子 10 克

功效：降气除痰，止咳平喘。

主治：痰壅气滞、咳嗽喘逆、大便不畅之实喘。

方解：本方为（肃）降法。苏子、白芥子、莱菔子，即三子养亲汤。其中苏子降逆行痰，止咳定喘；白芥子气锐去壅，辛散温通，化痰平喘；莱菔子降气化痰，消导通腑，朱丹溪谓其"治痰有推墙倒壁之功"。更加葶苈子泻肺平喘，除痰止咳，且有强心利尿的作用；牛蒡子能升能降，止咳平喘，滑肠通便。因肺与大肠相表里，腑气通则肺气降，气顺痰消，咳喘自平。

4. 五天润肺止嗽汤

组成：天门冬 15 克　天花粉 15 克　天竺子 10 克　天竺黄 10 克　天浆壳 10 克

功效：润肺化痰，止咳平喘。

主治：咳嗽日久，燥咳无痰，或痰黏难出，甚或痰中带血，肠燥难行，气急而喘。

方解：本方为（清）润法。方中天冬清肺降火，润燥止咳；天花粉清热化痰，"降膈上热痰"；天竺子止咳平喘，天竺黄清热化痰，天浆壳化痰止咳平喘。诸药合用，肺润火降痰化，则咳喘自平。

5. 五紫补肾纳气汤

组成：紫河车6克　紫石英30克　紫苏子10克　紫金牛15克　紫菀15克

功效：敛肺止咳，补肾纳气。

主治：久咳气急，短气不足以息，动则加剧的肺肾两虚的咳喘病。

方解：此为收（敛）法。方中紫河车补肺气，益肾精，以固其本（服时研细，每服3克，一日2次）；紫石英镇心安神，降冲纳气，为治喘逆之要药；紫苏子降气消痰，通便润肠，止咳平喘；紫金牛，即平地木，祛痰止咳补虚（我县民间作脱力草药）；紫菀化痰止咳，通利二便，更适宜于肺虚咳嗽，痰中带血，大便燥结之证。

6. 五黄补气举陷汤

组成：黄芪30克　黄精30克　麻黄10克　熟地黄15克　黄花蒿10克　升麻6克　柴胡6克　党参15克　白术15克　怀山药15克　苦桔梗6克　甘草5克

功效：益气举陷，健脾升阳，清虚热。

主治：其人平素气分较虚，或努力后致使胸中大气（包括中气）下陷，气短不足以息，胸闷怔忡，善太息，叹气后自觉胸中稍舒，四肢乏力，精神不振，甚者自觉会阴下坠，时欲临圊，或则脱肛，妇人月经超前，色淡量多，甚则阴挺。脉沉细，寸弱尺长。及血压偏低（90/60毫米汞柱以下），疲劳综合征等。

方解：方中以黄芪为君，"因其既善补气，又善升气"，唯其性稍热，故以黄精之滋润者以济之，且黄精本身有补五脏，益气升压之功；佐以党参、白术、山药、甘草益气健脾，升阳举陷；麻黄通阳升提，能升血压，振奋精神（运动员为禁服药可以得到佐证）；熟地黄养血补精，与麻黄同用，补肾纳气，而不发表，标本兼顾；柴胡为少阳之药，能引大气之陷者自左上升；升麻为阳明之药，能引大气之陷者自右上升；桔梗为药中之舟楫，能载诸药之力上达胸中，故用之为向导也；黄花蒿即青蒿，助柴胡舒展肝胆之气且可退虚热。故凡气虚下陷，血压偏低，内脏下坠，气虚发热等均可加减治之。

升陷汤为《医学衷中参西录》中一张著名的治大气下陷方，原方以黄芪为君，佐以知母，使以升、柴、桔梗。在长期临床实践中体会到，用黄精易知母更贴切，且加参、术、山药、草、麻黄、熟地黄，则其升补之力更强。

7. 五参强心汤

组成：人参 15 克　太子参 15 克　北沙参 15 克　丹参 30 克苦参 30 克

功效：益心气，滋心阴，兼有化瘀解毒之功。

主治：以胸痛、胸闷、心悸、心慌、乏力、气短、易倦、自汗为主症的胸痹、冠心病、病毒性心肌炎、充血性心力衰竭等疾病。

方解：本方针对病因病机主要是正气虚弱，邪气病毒（包括外邪病毒、痰浊、瘀血）乘虚而入，侵犯心脉，更伤气血，故方用五参益气养阴为本，丹参、苦参兼有化瘀解毒强心之功效。凡心脏病变，伴有上述诸症者，均可以加减治之。其中，人参在病重时可用移山参，抢救时用野山参（目前已有人参针、生脉针可供缓注及滴注），阳虚者可用别直参，平时则可用党参，量可加重。

8. 五参益气解毒汤

组成：丹参30克　元参15克　苦参15克　拳参15克　猫人参30克　土茯苓30克　黄芪30克　升麻15克　薏苡仁30克　麦芽15克　白花蛇舌草30克　石见穿30克

功效：益气升阳，清热利湿，化瘀解毒。

主治：慢性乙型肝炎，乙肝病毒携带者。

方解：乙型肝炎主要是感受疫疠之邪——乙肝病毒，致使肝郁气滞，郁而不达，热气不能宣畅，湿气不能发泄，造成湿、热、郁、毒、瘀、虚相互胶结，内伏血分，导致气血失调，阴阳亏损，脏腑功能紊乱。所以治疗应从整体着眼，扶正祛邪是基本原则。方中黄芪益气，升麻升阳解毒，元参养阴，丹参化瘀，薏苡仁利湿，麦芽疏肝养胃，余药均有清热解毒之功。唯其病程较长，症状复杂，在治疗过程中，宜专方专药与辨证施治相结合，且要持之以恒，守方守法，循序渐进，使气血调和，加速疫毒之排泄。

9. 五白止泻汤

组成：白芷10克　焦白术15克　炒白芍15克　桔梗10克　山药30克

功效：健脾止泻，升阳燥湿，抑肝缓痛。

主治：肝脾不和，湿浊中阻，气机郁陷之痛泻。如慢性泄泻、非特异性结肠炎、溃疡性结肠炎、局限性肠炎、结肠功能紊乱、慢性痢疾、小儿泄泻等。

方解：此方由太山老李炙肝散加山药而成，《名医类案·泻》中载："有人患脾泻，诸治不瘥，服太山老李炙肝散而愈。乃白芷、白术、白芍、桔梗四味也。"（此方亦见《中藏经》）初习医时，常见吾师用此方加味以治各种慢性泄泻、溃疡性结肠炎等肝脾不和之痛泻者，疗效显著。方中白芷芳香升阳，化湿而醒脾，为止久泻之良剂；白术补气健脾，燥湿利水（止泻宜炒焦用，生用反通便，白芍亦然）；白芍柔肝，平肝气之横逆而缓痛；合桔梗入脾应肺，培土生金，金旺克木，以利肝横之气，使肝气平，脾得复，运化如常，则泄泻自愈。朱良春先生谓："下痢腹痛久泻，用其排脓治痢，凡大便溏泄夹有黏冻者，用桔梗甚效。"加山药者，张锡纯先生谓其"补肾、补肺兼补脾胃，为治泻之要药"。

10. 五金化石汤

组成：金钱草 30 克　海金沙 30 克　生鸡内金 10 克　郁金 15 克　金铃子 10 克　元胡 10 克　滑石 30 克

功效：化石溶石止痛。

主治：肝胆结石、肾结石、尿道结石及其他部位的各种结石。

方解：金钱草、海金沙利水通淋，清肝胆湿热，善化石溶石；"鸡内金为鸡的脾胃，善消石化坚，中有瓷、石、铜、铁皆能化之"（张锡纯语）；郁金活血止痛，行气解郁，利胆化石；金铃子理气化瘀止痛；滑石性寒而滑，寒能清热，滑能利窍，能清膀胱热结，通利水道，且能化石。诸药配合，能消溶各部位的结石。

11. 五草利水消肿汤

组成：白花蛇舌草 50 克　鱼腥草 30 克　益母草 50 克　葎草 30 克　萹蓄 30 克

功效：清热解毒，宣湿行瘀，利水消肿。

主治：急性肾炎、肾盂肾炎、尿道感染、膀胱炎、热淋等。

方解：急性肾炎的病因主要是外邪侵袭，湿热浸淫，病毒感染等。一般肺先受病，继而入侵至肾而发病，多属实证。临床主要症状有眼睑如卧蚕状，少尿，腰痛，渐现颜面及周身浮肿，血尿，蛋白尿，或有血压升高等表现。治疗应以疏解外邪、清利湿热、利尿解毒为主。方中白花蛇舌草有清热解毒之功，主治各种感染，尤其是泌尿系统疾病，疗效颇佳；鱼腥草清肺泄热解毒，清上而利下；"水能病血，血能病水"，故治水当治血，益母草活血通络，祛瘀生新，利湿消肿，利水降压；葎草清热利尿，除蒸散结，通络利水，以治血尿、蛋白尿；萹蓄利水通淋，清下焦湿热（用萹蓄加食盐少许，捣烂敷神阙，以治急性肾炎，效果极佳）。诸药配合热清、湿祛、毒解、血活，瘀滞祛除，血脉疏通，使脏腑安和，精微内藏。

12. 五白利水通淋汤

组成：白花蛇舌草 30 克　白茅根 30 克　白英 30 克　白槿花 15 克　白薇 15 克

功效：清热解毒，利水通淋，凉血止血。

主治：急性肾盂肾炎、尿路感染、膀胱炎、热淋、血淋，亦治妇人赤白带、男子白浊。

方解：急性肾盂肾炎，多伴有急性尿路感染、膀胱炎，属淋证中的热淋、血淋。是由细菌感染肾盂、肾盏和肾实质所致的炎症性疾病。主要由感受外邪，过食辛热肥甘，湿热下注膀胱所致；或下阴不结，致病菌由尿道上行而入膀胱，酿成湿热，然后经由输尿管上行至肾脏而导致肾盂肾炎。症见发热，溲频且涩，甚或疼痛，解后犹觉未尽，尿黄浑浊，甚则可呈脓尿或血尿。治宜清热解毒，利湿通淋。方中蛇舌草、白薇，清热解毒、利水通淋；白茅根清热利尿、凉血止血；白槿花清热解毒，利小便，除湿热，能泄化下焦瘀浊；白英，即蜀羊泉，又称白毛藤，善清利湿热。诸药配伍，热清毒解，小便通利，诸症缓解。

13. 五仙益肾固精汤

组成：仙鹤草 50 克　仙灵脾 30 克　仙茅 15 克　威灵仙 15 克　仙遗粮 50 克

功效：温肾强腰，消蛋白，疏壅导瘀，止血尿。亦治阳痿早泄。

主治：慢性肾炎病程日久，血尿不止，尿蛋白长期流失。

方解：慢性肾炎的病机主要是脾肾两虚，湿热蕴阻。脾肾虚则失于固摄，湿热则扰乱精室，从而出现蛋白尿、血尿等精微物质的流失。故其主治是健脾益肾，佐以清利湿热。方中仙鹤草益肾补虚，生血止血，消蛋白尿；仙灵脾补腰膝，壮筋骨，上能益气力，下能利小便，"不仅可以温肾，而且还有肾上腺皮质激素样作用，为燮理阴阳之妙品"（朱良春先生语）；仙茅壮肾益气以消阴翳，温阳利水以解凝浊；威灵仙疏壅导瘀，善祛新旧积滞，其性可升可降，升则益气通络，降则导瘀排浊，亦可治少精无精症；仙遗粮即土茯苓，我县民间称山奇良，传说是神仙遗留下来的粮食，以帮助百姓度过灾荒，有补益脾肾、清利湿热、解毒利水之功而消尿蛋白（任继学先生最善用此品）。

14. 五蛇通淋消糜饮

组成：蛇床子 30 克　白花蛇舌草 30 克　蛇葡萄 30 克　蛇食草

30 克　蛇倒退 30 克

功效：清化湿热，分清利浊，杀虫解毒。

主治：乳糜尿，膏淋，气淋。

方解：乳糜尿是因湿热下注，湿浊瘀阻（包括丝虫体阻塞淋巴管中），阻碍了机体精微的正常输布，以及湿浊（包括体内新陈代谢产物）的排泄，致使清浊不分，精浊下趋，甚至脉络失守，固摄无权。症见尿如米泔，混浊乳浆，甚见尿血或赤白相兼，尿浊稠黏，如凝脂状物漂浮尿面。治宜清利湿热，解毒杀虫，利尿消肿。方中蛇床子杀虫，清利湿热；蛇葡萄、蛇舌草清热解毒，利尿消肿；蛇食草即爵床，又名小青草，利水消肿，活血解毒；蛇倒退，即杠板归，又名河白草，善清热解毒，利尿消肿。诸药配伍，湿利热清，虫祛毒解，肿消络通，诸症缓解。

15. 五桑降糖汤

组成：霜桑叶 30 克　桑白皮 30 克　桑椹 30 克　桑寄生 30 克桑螵蛸 15 克

功效：清上滋中温下，三焦同治。

主治：消渴证。

方解：方中桑叶清热宣肺，生津滋燥，清肝明目，桑白皮泻肺止渴，两药配伍，以加强肺的宣肃功能；桑椹滋阴生津，益精养血，和胃止渴，为补肾之专剂，有明显的降糖作用，并有抗组织老化、延年益寿之效；桑寄生补肝肾，强筋骨，降血压，通血脉，养血固精。此四味即为何绍奇先生的降糖验方"四桑汤"。我加桑螵蛸者，以加强补肾助阳、固精缩尿之功。对于难降之高血糖者，补肾之法尤为重要，且需持之以恒，坚持服用，甚为重要。

16. 五地养阴息风通络汤

组成：生地黄 30 克　生地榆 30 克　地龙 15 克　地鳖虫 10 克　地胡风 30 克

功效：滋阴息风，活血通络，止血祛瘀。

主治：中风脑出血、脑血栓形成。症见神志昏迷，半身不遂，口眼歪斜，言语謇涩等症。

方解：中风一证发病急骤，卒然昏仆，不省人事，变化迅速。多为肝肾不足之人，阳亢上逆，风火上壅，痰瘀交阻，凝结脑部，脉络受阻，使血供不足，导致本病的发生。方中生地黄、地榆，滋阴凉血止血；地龙清热平肝，降压息风；地鳖虫化瘀通络，既能化已离经之瘀血，又能补已破裂之血络，不使再出血；地胡风，即仙鹤草，能补血生血而止血，"此药止中有行，兼擅活血之长，是以止涩之中寓宣通之意，止血而不留瘀，瘀血去而新血生"（朱良春先生语）。故本方既适用于脑出血，亦适用于脑血栓形成，临证可以此为基础方，辨证加味运用，每可取得理想的疗效。

17. 五藤舒筋通络汤

组成：鸡血藤 30 克　络石藤 15 克　青风藤 15 克　海风藤 15 克　忍冬藤 30 克

功效：祛风湿、通经络、舒筋活血。

主治：各类风湿痹痛。

方解：风湿性关节炎是由风、寒、湿、热等外邪侵袭人体，闭阻经络，主要侵犯肩、肘、腕、膝、踝等大关节。方中五藤既能祛风湿，通经络，活血舒筋，又能引药力直达病所，以提高疗效。且鸡血藤尚有补血之用，忍冬藤有清热解毒之功。

18. 五子益精赞育汤

组成：菟丝子30克　蛇床子30克　韭菜子15克　枸杞子15克沙苑子15克

功效：补肾兴阳，益精固精。

主治：阳痿早泄、肾虚遗精、不育等症。

方解：阳痿一证，在中医男科诸证中，占有较重比例。从其病因来看，多有恣情纵欲，误犯手淫，阴精亏损，继而命门火衰，而阳事不举。所谓"精盛则阳强，精衰则阳痿"，所以阴精亏损是导致阳痿的直接病因，故"治阳痿不宜专事温补，主清补但求平调阴阳"（路志正语）。方中菟丝子补肾益精，补阳益阴，为治阳痿、早泄、遗精、不育、精液异常等疾之首选；蛇床子温肾，兴阳，与菟丝子同样有性激素样的作用；韭菜子补肝肾，暖腰膝，壮阳固精；枸杞子滋补肝肾，补益精气，强盛精道；沙苑子最能补肾固精，以治阳痿遗精、腰膝酸软等症。诸药配伍，补肾兴阳、益精固精。

19. 五石前列汤

组成：石韦30克　石竹30克　石见穿30克　海浮石30克滑石30克

功效：清热渗湿，利尿通淋，软坚散结。

主治：前列腺炎，前列腺增生；亦治尿道感染，膀胱炎。

方解：前列腺炎或增生是男性常见疾病，以中老年为多，临床分为急性和慢性。慢性前列腺炎若感染后常可急性发作，而急性者治疗不彻底往往转为慢性，归属于淋病范畴；若尿不通时则归属于癃闭范畴。急性者多因湿热下注，水道不利，症见尿频，尿急，尿痛，尿不尽，点滴而下，或伴发热，多见于中青年前列腺炎；慢性者多因湿热蕴结，气滞血瘀，气虚下陷，肾气日衰，气化无力，因而尿频，排尿无力，尿后余沥，甚至欲尿不出，发为癃闭（多见于中老年前列腺肥大）。方中石韦清热利尿通淋；石竹即瞿麦，利水通淋，清利湿热；石见穿有两种（一为黄毛耳草，清热利尿，一为紫参，活血止痛），均可选用；海浮石，软坚散结治淋；滑石清热利尿渗湿。诸药配伍，清利湿热，利尿通淋，软坚散结。

20. 五草安冲汤

组成：仙鹤草 30 克　鹿衔草 30 克　马鞭草 30 克　益母草 30克　炒茜草 10 克

功效：养血止血，化瘀安冲。

主治：月经期长，量少不畅，淋漓漏下，更年期崩漏。

方解：崩漏常有离经之血留着，亦属瘀血范围。"瘀血不去，新血不生"，"瘀血不去，血不归经"。所以在止血的同时，着重防患于未然。故方中重用仙鹤草补血养血，止中有行，血止而不留瘀，且有澄源、复旧之意；鹿衔草清热止血；马鞭草活血通经，祛瘀消积；益母草活血祛瘀，利水消肿；茜草凉血止血，活血祛瘀。诸药配合，崩漏得止，经净而不留瘀。

21. 五子补肾促排卵汤

组成：菟丝子 30 克　蛇床子 30 克　枸杞子 15 克　女贞子 15克　白芥子 15 克

功效：滋补肝肾，补益精气，温肾助阳，扶正固本。

主治：月经失调、稀发，婚后不孕。

方解：月经的产生是脏腑、气血、经络作用于胞宫的生理现象，其中肾、天癸、冲任、胞宫是产生月经的主要环节，而肾为月经之根本，肾主生殖，为天癸之源、冲任之本，肾气的盛衰，对月经的产生及周期的调节起着决定性作用。故方中重用菟丝子，补肾益精，补阳益阴，宣通百脉，温运和阳，具性激素样活性，能峻补冲任之虚，加强性腺功能，促使月经来潮，以治闭经、子宫发育不良等症，且其温而不燥，补而不滞，故可重用、久用；蛇床子温肾壮阳，扶正固本，燥湿止带，治子宫寒冷之不孕，甚为合拍，亦具性激素样作用，具有明显的促排卵功效；枸杞子滋补肝肾，补益精气，强盛精道；女贞子补虚延寿，降糖降压，降脂减肥；白芥子化痰软坚散结，搜剔内外，善通输卵管。故本方通治肾虚，月经失调、稀发，甚至闭经、婚后不孕等症。

22. 五子疏肝散核汤

组成：娑罗子 15 克　白芥子 15 克　炒莱菔子 15 克　苏子 15 克　王不留行 15 克

功效：疏肝解郁，理气化瘀，祛痰散核。

主治：乳腺增生病。

方解：乳腺增生病属中医"乳癖"范畴，是女性常见的乳房疾病。其主要表现为月经前有较为明显的乳房胀痛和乳房结块，并且每随月经或情志改变而变化。多由七情内伤，肝气郁结，疏泄失常，冲任失调，以致气滞血瘀痰凝，诸郁随生。"治癖先治肝，气调癖自消"（顾伯华先生语），故方用娑罗子疏肝解郁，理气和胃；更用三子养亲汤，理气化瘀散结；"气无形不能结块，结块者，必有形之血也"（王清任先生语），故用王不留行活血化瘀，通络消肿。临床可以此为基本方根据病情随证加味。

23. 五白健脾摄带汤

组成：生白术 30 克　白茯苓 15 克　山药 30 克　白芷 10 克白鸡冠花 15 克

功效：健脾补肾摄带。

主治：脾胃虚弱，带脉不举的带下病。

方解：方中白术、茯苓补气健脾，燥湿利水；山药色白，补肺、补肾，兼补脾胃；白芷芳香，升阳、化湿、醒脾；白鸡冠花清热止血、收涩止带。

24. 五白消炎清带汤

组成：白鲜皮 30 克　白花蛇舌草 30 克　白头翁 15 克　白毛藤 15 克　白槿花 10 克

功效：清热解毒，利湿清带。

主治：急慢性盆腔炎、阴道炎、宫颈炎、赤白带下。

方解：方中"五白"，均有清热解毒、利湿清带之效。临床治疗带下病可以此方加减治之。

25. 五花舒肝利咽茶

组成：绿梅花 3 克　川朴花 3 克　佛手花 3 克　玫瑰花 3 克红花 3 克

功效：行气开郁，化痰和血，舒喉利咽。

主治：梅核气，慢性咽喉炎。

方解：梅核气者，如有梅核梗阻也。现代医学通称为慢性咽喉炎。多因情志所伤，肝失条达，肝气郁结，循经上逆，结于咽喉，或因脾失运化，津液不能输布，积聚成痰，痰气结于咽喉所致。若日久迁延，由气传血，由经入络，脉络阻滞而血瘀。方中用绿梅花疏肝理气解郁，川朴花行气开郁除满，佛手花舒肝理气化痰，玫瑰花行气解郁和血，红花入络散瘀。可用开水泡，频服，缓图之。

26. 五仁消痈排脓汤

组成：瓜蒌仁 15 克　杏仁 10 克　桃仁 15 克　薏苡仁 30 克 冬瓜仁 30 克

功效：消痈排脓，通腑止痛。

主治：急慢性阑尾炎（肠痈），亦可治肺脓疡（肺痈）、肝脓疡（肝痈）等。

方解：内痈乃气血为湿毒壅塞不通，气滞血瘀，痰瘀互结而成。治之总以气降为顺，以通为用。方中瓜蒌仁润肺化痰，滑肠通便，消痈肿疮毒；杏仁降肺气，润肠通便；桃仁化滞散瘀，润肠通便；薏苡仁健脾利湿，清热排脓；冬瓜仁清肺化痰，利湿排脓。共同达到腑气通降，消痈排脓之效。

27. 五白止痒汤

组成：白鲜皮 30 克　白僵蚕 10 克　白蒺藜 15 克　白芷 10 克 白蔹 10 克

功效：疏风止痒，清热解毒，抗过敏。

主治：荨麻疹，过敏性皮疹，皮肤瘙痒症。

　　方解：荨麻疹是一种外感风邪，内蕴湿热，或气血虚弱等多种因素引起的，以风团时隐时现为主的瘙痒性过敏性皮肤病。以皮肤骤发奇痒的红色或浅黄白色风闭，发无定处，可泛发于全身，退后不留痕迹为特点。常在某些物质的作用下，引起皮肤变态反应而诱发。可发生于任何年龄、部位和季节。方中白鲜皮清热解毒，除湿止痒；僵蚕善解外感风邪，解毒疗疮，且具有抗过敏、抗应变、抗病毒等多种功效；白蒺藜祛风止痒；白芷祛风燥湿止痒；白蔹清热解毒散结。诸药配伍以达到清热解毒、疏风止痒、抗过敏之效。

胡之璟

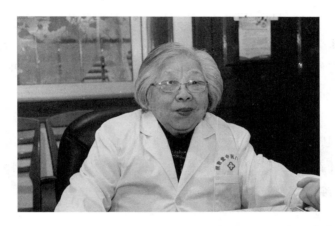

从医格言：业医原为救世济人，还健康于民，永不止步！

胡之璟，女，1937年12月出生，浙江桐庐人。中国农工民主党党员，副主任中医师。

幼禀庭训，跟随家父胡仲翊先生学习中医，耳濡目染，自幼爱好中医，1957年高中毕业后正式随父习岐黄之业。1965年，通过杭州市卫生局考试考核，以优异成绩毕业。为响应毛泽东"把医疗卫生工作的重点放到农村去"的伟大号召，1965年在桐君公社联中大队开设了"麻蓬医疗点"。7年间识得了许多草药，收集了很多民间单方、验方，临床时常中药、西药、针灸并举，解决了农民朋友的疾苦，亦治愈了很多疑难杂症，为临证技术的提高打下了扎实基础。1972 年 6 月 26 日，调入新开设的桐君公社卫生院。1979 年全国中医招贤选拔考试后，调入桐庐县中医院工作。1998 年 3 月退休，被桐君药祖国医馆高聘为主任中医师。

自 1979 年起，每年被评为先进工作者，多次被评为县"三八"红旗手。1981 年被评为县优秀医务工作者。1983 年被评为全省卫生先进工作者。1984 年被评为杭州市先进工作者劳动模范。1987 年被评为科协县级学会先进工作者。1993 年被评为局级好医师。1994 年 3 月被评为杭州市名中医。1984 年至 1998 年任政协桐庐县第一、二、三、四届副主席，并六次被评为政协工作积极分子。1986 年至 1998 年担任农工民主党桐庐支部首任主任，并多次被农工党杭州市委评为优秀党员、党务活动积极分子。

一、主要成果

学术上，在继承家学的基础上，先后又拜浙江省名医朱承汉先生，全国名中医、妇科专家何子淮先生为师，广览中医经典及历代名著，博采众长，主张兼通西医，西为中用，弘扬中医。从事临床 60 年，经验丰富，对基础理论颇有研究，长于内、儿科，尤擅妇科，治疗时令病、月经病、不孕症、癥瘕等疗效显著。同时亦将民间单方、偏方及草药应用于临床，常于疑难危重者见奇效，在县内外享有很高的声誉。

自 1972 年 6 月调入桐君卫生院至 1998 年 3 月退休，每年门诊人次在 1.5 万以上，群众信任度极高，各级领导亦给予了很高评价。

在省市级以上杂志上发表论文近 30 篇，多篇获优秀论文奖。主要著作有《简明中医外感病证治》《医学实践体会录》《胡仲翊临床经验选》等。

二、学术思想

熟读经典，广览历代各家名著，学无偏见，能采撷百家之长，在融会贯通的基础上，逐渐形成了自己独特的学术思想。就妇科而言，理论上强调妇人以肝肾同为先天、以血为本、以血用事的生理特点，以及妇人易虚、易郁、易怒、易瘀的病理特点。遵王肯堂所说："妇人童癸未行，皆属少阴；天癸既引，皆从厥阴论之；天癸既竭，乃属太阴经也。"故治疗上注重补肾气、疏肝气、健脾胃、调气血、固冲任、扶正祛邪、活血化瘀诸治法。临床上重视整体观念，强调脏腑功能的协调，根据不同的年龄、已婚未婚、生活环境、家庭职业等情况，全面考虑。

（一）妇科补肾六法

肾为先天之本，主藏精气，是人体生长、发育、生殖的根本。《素问·上古天真论》云："女子七岁，肾气盛，齿更发长，二七而天癸至，任脉通，太冲脉盛，月事以时下，故有子。……七七任脉虚，太冲脉衰少，天癸竭，地道不通，故形坏而无子也。"可见肾对"天癸"的成熟和冲任二脉的通盛，有着极其重要的作用，所以"补肾"乃治疗疾病的重要法则。妇科常见病的治疗可归纳为"补肾六法"。

1. 补肾益肝养血法

王某，21岁，未婚。15岁初潮，月经向来延期，量少，色淡红质稀。此次二月未至，伴头晕目眩，腰膝酸软，咽干汗出，面色萎黄，肌肤不荣，食欲不振，舌质淡红，苔薄白，脉虚细。证属室女闭经，系肝肾不足，血海不盈。治宜补肾益肝，养血调冲，归肾丸合四物汤加减。

熟地黄、山药、鸡血藤各15克　枸杞子、天冬、杜仲、菟丝子、当归、白芍各12克　川芎、炙鸡金各6克　7剂。

药后头晕缓解，腰酸减轻，汗出已止，食欲转佳，诸症好转，唯月经未行，小腹微胀。继前方去枸杞子、白芍，加仙灵脾、香附、路路通各12克。7剂。服至第4剂，月经来潮，但量甚少。后按法出入调治，使天癸充盛，血海满盈，冲任溢泻有常，月经基本按期讯泛。

【按】《医学正传》云："月水全赖肾水施化，肾水不足，则经血日以干枯。"本例初潮偏迟，且常错后，量少色淡，乃至经闭，伴头晕腰酸，均提示先天不足，阴血亏虚。又肾藏精，肝藏血，精血相生，肝肾同源，同为冲任之本。治此等证，切忌滥用强行通利，否则阴血倍劫，当遵景岳"欲其不枯，无如养营；欲以通之，无如充之"之旨。故方中用四物汤、山药、枸杞子、天冬，双补肝肾之阴，填补精血；鸡内金配山药健脾助运，亦寓协归、芎、鸡血藤化瘀通经之意；菟丝子、杜仲、仙灵脾、香附等，佐温通于充养之中，亦即阳生阴长之义，待血海满盈，则蓄溢自有常矣。

2. 强肾健脾益气法

张某，29岁。曾顺产一胎，人工流产二次。由于失于调养，体质逐渐下降，常感头昏耳鸣，精神倦怠，腰膝酸软，乏力腹坠，短气懒言，纳谷不馨，胸闷太息，面色萎黄，月经先后无定期，量时多时少，或淋沥不净，带下绵绵，色白清稀，子宫轻度脱垂，大便常溏，小便频数，舌质淡胖，苔薄白，脉沉弱，两寸尤甚。证属肾气不充，脾失健运，胸中大气下陷。治宜补肾健脾，益气举陷，补肾固冲丸合升陷汤加减。

熟地黄、巴戟天、菟丝子、山药、黄芪、党参各15克　山萸肉、炒白术、乌贼骨各10克　升麻、柴胡、桔梗、炙甘草各5克　7剂。

药后食欲渐增，精神略振，带下减少，下坠亦轻，诸症好转。遵效不更方之旨，继服7剂。后以右归丸和补中益气丸交替服用，以资巩固。调治三月，月经基本正常，余同常人。

【按】本例多次流产，又失于调养，冲任受损，脾气虚陷，穷必及肾，肾气不充，下元亏虚，则诸症相继出现。方中熟地黄、山药、山萸肉滋补肾阴，巴戟天、菟丝子温补肾阳；肾之先天须靠脾之后天的不断充养，故用参、术、芪、草健脾益气；加升、柴、桔，助益气药升举已下陷之大气；加乌贼骨固涩奇经以止带调冲。阴阳双调，脾肾同补，生化有源，则诸症改善。

3. 益肾养心安神法

郑某，49岁。两年来月经先后无定，或两月一行，或一月两行，量多时若崩，少时淋沥不净。本次已3个月未潮，伴头昏耳鸣，腰膝腿软，心悸少寐，虚烦不安，心中惆怅，精神抑郁，悲伤欲哭，呵欠频作，似有喜怒无常之态，舌红苔薄少津，脉细数。为更年期综合征，乃肾阴亏虚，心火偏亢，心失所养，神不守舍所致。治宜滋阴益肾，养心安神，六味地黄汤合甘麦大枣汤加减。

生地黄、山药、萸肉、枸杞子、茯苓各15克 带藤首乌、百合、生牡蛎、淮小麦、大枣各30克 炙甘草10克 琥珀粉3克（分吞） 7剂。

药后眩晕止，耳鸣停，夜寐渐安，诸症好转。守法加减，调治月余，基本复常。后以六味地黄丸、天王补心丸善后巩固。

【按】肾属阴，属水，其性主静，宜上济于心，使心火不亢；心居胸中，属阳，属火，其性主动，宜下降于肾，使肾水不寒。所以《傅青主女科》说："肾无心之火则水寒，心无肾之水则火炽。心得肾水以滋润，肾必得心火以温暖。"今肾阴亏虚，心火偏亢，则诸症作矣。故方中生地黄、萸肉、枸杞子、山药、首乌补肾滋阴，使肾精充沛，上承于心，以安其神；茯苓、百合、牡蛎、甘麦大枣汤、琥珀养心安神，使下济于肾，以定其志。水升火降，精血互生，既济相交，则冲任协调。治此类病人，除药物治疗外，保持情绪悦乐，甚为重要，必得清心颐养，方无反复之患。

4. 滋肾潜阳息风法

蔡某，45岁。月经素来超前，量多色鲜，末次提前七天来潮，现已净。刻下赤带绵绵，腰膝酸软，头痛晕眩，五心烦热，失眠盗汗，乱梦纷纷，口渴颧红，大便秘结，小便短赤，舌红少苔，脉弦细数。血压170/100毫米汞柱。证属阴虚内热，热扰冲任，风阳上窜，阳失潜藏，治宜滋肾涵木，息风潜阳，杞菊地黄汤合大定风珠加减。

生地黄、枸杞子、白芍、麦冬、龙骨、牡蛎、炙龟甲、泽泻、怀牛膝各15克　牡丹皮、菊花、生军各10克　5剂。

药后大便通畅，头痛缓解，眩晕停，颧红退，盗汗止，血压降，诸症好转。去龟甲、牛膝、生军，加萸肉、山药、甘草。7剂。后根据周期、症状，按法调治半年而安。

【按】肾为水火之脏，阴阳之宅，水亏则火旺，阴虚则阳亢，热扰冲任伤，故诸症相继出现。方中生地黄、枸杞子、白芍、麦冬、萸肉、山药滋阴益肾；龙骨、牡蛎、龟甲、菊花息风潜阳；丹皮、生军、泽泻、牛膝凉血通腑，引火下行；甘草调和诸药。阴平阳自秘，水足火自平，即"壮水之主，以制阳光"也。

5. 温肾助阳补督法

钱某，42岁。月经稀发，量少色淡，腰膝酸软，背部恶寒，少腹觉冷，四肢不温，记忆力减退，精神疲惫，性欲淡漠，面色晦暗，大便常溏，小便清长，夜尿尤频，舌质淡胖，苔薄白，脉沉细无力。证属肾虚阳衰，督脉不充。治宜补肾壮阳，通督健脑，右归丸合二仙汤加减。

鹿角胶（另烊兑）、附子各5克　肉桂3克　肉苁蓉、巴戟天、菟丝子、仙茅、仙灵脾、熟地黄、山药各15克　萸肉、焦白术各10克　7剂。

药后精神大振，恶寒消失，四肢转温，诸症好转。去附、桂，加参、芪、当归、香附各15克。7剂。尽剂后，月经来潮，量较前增，色亦较红，二便近常，诸症继续好转。后以金匮肾气丸、鹿角胶善后。

【按】《素问·生气通天论》云："阳气者，若天与日，失其所则折寿而不彰。"张景岳说："凡通体之温者，阳气也；一生之活者，阳气也。"故阳气在生理的情况下，是生命的动力，在病理的情况下，又是机体抗病的主力。故方中用附、桂、苁蓉、巴戟、菟丝子、二仙大补肾阳，亦即"益火之源，以消阴翳"；鹿角胶得天地之阳气最全，善通督脉，补肾通脑；山药、白术健脾益气；在大剂温补壮阳益气之中，佐以熟地黄、萸肉补肾益精，甘酸化阴，此即"善补阳者，阴中求阳"之义也。

6. 双补肾阴肾阳法

邓某，28岁。患者为早产儿，勉强抚养成人，先天原为不足，加之婚前人流，未能很好调养，体质每况愈下。月经错后，量少色暗，形体消瘦，面色无华，食欲不振，精神萎靡，头晕腰酸，小腹时有冷痛，性欲淡漠，阴道分泌物减少，乳房萎缩，婚后六年未孕（男方正常），舌淡苔薄，脉沉细。证属肾阳虚衰，肾精不足，冲任虚损。治宜温肾益精，阴阳双补，龟鹿二仙胶配四二五合方加减。

龟鹿二仙胶6克　紫石英、熟地黄各30克　仙茅、仙灵脾、菟丝子、巴戟、枸杞子各15克　五味子、当归、白芍、天冬各10克　小茴3克　花椒7粒　7剂。

龟鹿胶每晨用黄酒调化，淡盐开水送服。药后精神略振，纳谷亦增，头晕腰酸好转。继按法调治，半年后而怀孕。继服补肾安胎，寿胎丸加减调治，足月生一男婴。阖家欢乐，性情舒展，调养得法，身体较前大有增强。

【按】《圣济总录》谓："妇人所以无子，由于冲任不足，肾气虚寒故也。"故方中用二仙、巴戟、菟丝子温补肾阳，充养肾气；然阴阳互根，阳损可以及阴，故又用熟地黄、枸杞子、当归、白芍、天冬滋补肾精，以益其损；五味子五味俱全，入五脏大补五脏之气，补肾之力更强；更用填精补阴，益气壮阳的血肉有情之品龟鹿二仙胶双补阴阳。生育机能旺盛，生殖之精充沛，冲任得养，精摄有权，则毓麟有望。且不孕常见月经不调，故丹溪有云："求子之道，莫如调经。"所以加紫石英、小茴、花椒协四物等暖宫调经。调治得法，其效尚属满意。

（二）妇科治肝八法

肝藏血，主疏泄，体阴而用阳。虽云"肺主气，肾纳气"，"心生血，脾统血"，实离不开肝主疏泄以调整全身气机的作用，和肝藏血以调节全身血量的功能。这对于女子来说，尤为突出。故有"女子以肝为先天"之说。妇科常见疾病，通过治肝调理，使之恢复于平。

1. 疏肝解郁调冲法

钱某，32岁，已婚。患者性格内向，平素少言寡欢，月经常过期，经前1周甚或旬日以上，乳房开始痛胀，乳头亦然，易烦躁，既行则量少不畅，少腹疼胀。刻下乳胀已3天，舌苔薄白，脉弦缓。证属肝气郁结，疏泄不及。治宜疏肝解郁，理气调冲，柴胡疏肝汤加味。

柴胡、枳壳、香附、川芎、娑婆子、八月札、青皮、郁金各10克 当归、白芍、老鹳草各15克 甘草5克 7剂。

本方于经前乳胀即开始服用，至月经来潮，连服3个周期，月经按期而行，胀痛基本消失，经量亦较前增加、通畅。嘱行经期避免生气，可免反复。

【按】此证多由情志抑郁，肝失疏泄所致。方中均为疏肝、解郁、理气、通络之品，与归、芍、甘草同用，无伤阴耗血之弊。

2. 温肝散寒止痛法

崔某，20，未婚。患者16岁初潮，每行经少腹疼痛难忍，第1天尤甚，伴恶心，必卧床得温稍减。以往色先淡后紫，夹瘀块，量少不畅，刻下月经将行，面色萎黄，舌淡，苔薄白，脉紧。由经期不忌生冷使然，治拟温肝调冲，散寒止痛，何氏温胞汤加减。

元胡、吴茱萸、川楝子、高良姜、香附、川芎各10克 当归、炒白芍各15克 附子、干姜、甘草各5克 肉桂3克 3剂。

本方于月经来潮前2～3天服，行经期亦可服生姜红糖汤。连服3个周期后，疼痛缓解，嘱平时少吃生冷之物，行经期绝对禁忌。避受寒、淋雨、涉水。

【按】此证多由行经不忌生冷，或淋雨下水所致，且多见于室女。方中吴萸温肝止痛，和胃止呕，配以金铃子散、良附丸、芍药甘草汤，以加强镇痛之力；附子、干姜、肉桂大辛大热，温胞散寒力雄，亦所以止痛；佛手散配芍药甘草汤，养血化瘀镇痛，并可兼制姜、附之热。

3. 清肝凉血固崩法

徐某，40 岁，已婚。患者月经素来超前，色鲜红，量偏多，有时夹瘀块，一般 5 天净。这次经来，时值炎夏，自觉有中暑之象而饮白酒欲以解暑，嗣后经量大增，其势若崩，5 天不减，脉弦数。此即《黄帝内经》（以下简称《内经》）所谓"天暑地热，则经水沸溢"是也。宜清肝凉血、固冲止崩，仿清海丸加减治之。

生地、玄参、白芍、地骨皮、地榆、海螵蛸、萸肉各 15 克　丹皮、黄芩、生军各 10 克　旱莲草、仙鹤草、白茅根各 30 克　5 剂。

服药 1 剂，经量即减，3 剂而净。大便通畅，诸症好转。后每行经服清肝安冲之剂调治，3 个周期后，经来转归常态。嘱忌辛辣、烈酒，少厚味。

【按】此患者平素月经超前，量多色鲜，喜辛辣，且饮酒，其体偏热可知，则肝阳易于冲动。值此炎夏之际，暑热相加，血海更为沸腾，激动血络，则崩作矣。方用大剂量的清肝凉血、摄血固冲之味，以抑沸腾之势，使"子宫清凉而血海自固"。

4. 泻肝利湿止带法

李某，36 岁，已婚。患者平素带下绵绵，时有阴痒不适之感。自去年人流后，带下增多，色黄秽浊。1 周前洗澡受凉，身热腹痛，腰酸重坠，带下浓厚而秽臭更炽，阴中热痒，小便短赤。刻下 3 日未更衣，小腹坠痛拒按，舌质红，苔黄腻而厚，脉沉实而数。B 超提示：盆腔炎伴盆腔积液。证属湿热久蕴，侵入胞宫，盘踞下焦，外邪侵袭，促使化火。治宜泻肝泄热，利湿解毒，龙胆泻肝汤合三黄解毒汤加减。

龙胆草、银花、大黄、丹皮各10克　黄柏5克　蒲公英、红藤、败酱草、蛇舌草、土茯苓、六一散各30克　5剂。

药后大便通畅，热退痛缓，诸症好转。热毒折损，原法加减渐进。后根据月经周期调治3个月，经B超复查，提示无异常。

【按】急性盆腔炎，湿、热、毒炽盛，非重剂清解邪毒不足以为功。故方用龙胆草配三黄清肝泻火，通腑解毒；丹皮、银花除血中客热；蒲公英、红藤等味皆清利湿毒之品。腑气一通，"通则不痛"，邪气顿退。然此证较为顽固，治疗非朝夕可以治愈，当抓住病机，结合临床表现加减治之。辛辣、厚味、烈酒亦当禁忌。

5. 舒肝散结消癥法

蔡某，35岁，已婚。患者性情孤僻，甚爱清洁，喜洗头洗澡，经期亦不顾忌。近年来腰酸重坠，带下绵绵，月经先后无定期，经前胸乳稍胀，经行随即消散。经量开始多若血崩，继则淋漓，期长不净。此次已逾2周，伴小腹微痛，舌有瘀点，苔厚白，脉沉细带涩。B超示：子宫后倾，外形增大，宫区回声分布不均匀，于子宫底部前壁探见一约3.6厘米×2.7厘米大小的中低回声团块，边界欠清，双侧附件无殊。印象：子宫肌瘤。拟疏肝散结，化瘀消癥，四逆散合血竭化癥汤加减。

柴胡、白芍、川楝子、娑罗子、乌贼骨各10克　熟军炭5克生牡蛎、仙鹤草各30克　失笑散20克（包）　血竭3克（分吞）5剂。

服药3剂，月经净。嘱今后经期切忌洗头，勿坐浴，多参加集体活动，心情保持舒畅。后每行经服此方5剂；经净后第4天服此方去生牡蛎、乌贼骨、仙鹤草、失笑散、熟军炭、血竭，加三棱、莪术、水蛭、麦芽，隔日1剂，与消癥丸（水蛭、三七、鸡内金各等分）交替服用，行经停服。如此调理3个周期，月经正常，B超复查，肌瘤消失。继用消癥丸1月以资巩固。

【按】是证多由情志内伤，脏腑失和，气机阻滞，瘀血内停所致；或因经期、产后，胞脉空虚，洗头洗澡，下水劳作，淋雨感冒，均可使风寒湿邪乘虚而入，凝滞气血，瘀阻胞中，遂积成癥。方中柴胡、川楝、麦芽、娑罗子疏肝散结；三棱、莪术、水蛭、五灵脂破瘀消癥；白芍养血柔肝，缓中止痛。牡蛎、乌贼骨、蒲黄、仙鹤草、熟军炭，化瘀软坚，止血调冲。消癥丸则有疗效可靠、价格低廉、服药方便、易于坚持等优点。至于血竭一味，何子淮先生说："其功虽补血不及当归、地黄，破血不及桃仁、红花，止血不及蒲黄、三七。然一药而功兼补血、破血、止血之用，能攻补兼施，散瘀生新，活血定痛，与较多的攻积散瘀之品同用，则较稳妥，且无后顾之忧。"

6. 平肝和胃止呕法

周某，27岁，已婚。14岁初潮，月经素正常。婚后停经56天，半月前出现呕泛恶心，见食厌食，倦怠嗜睡，喜酸果实。近来加剧，饮食不进，口干苦，头昏目眩，胸胁微痛，乳房稍胀，尿短少，大便3天未行，舌质偏红，苔薄微黄，脉弦滑数。妊娠试验阳性。证属早孕恶阻。治宜平肝和胃，降逆止呕，何氏定呕饮主之。

煅石决明20克　桑叶、归身、生地黄、白芍、焦白术、瓜蒌仁各12克　绿梅花、苏梗各6克　竹茹、黄芩各10克　带壳砂仁3

克 5剂。

服药 2 剂，腑气得下，呕恶略平，尽剂后胃气和降，纳谷转馨，诸症好转，嘱忌辛辣、少厚味，静心养胎为要。

【按】恶阻多系孕妇冲任之血养胎，储血日减，阴不足而阳则亢，横逆犯胃，以致呕吐恶心。何氏定呕饮中以清降之石决明为主药，平肝潜阳，降逆重镇而不损下元；桑叶清养头目而凉肝；归身、白芍养阴血、滋肝体；砂仁、苏梗、绿梅花和气、降逆、安胃；黄芩得白术则健脾清热安胎。辨证加减以治恶阻甚效。

7. 柔肝潜阳息风法

王某，29 岁。平素身体健康，怀孕后妇保检查发现血压偏高。因无明显症状，思想麻痹未进行认真治疗。现妊娠 6 月，浮肿逐渐加重，尤以下肢为甚。近日眩晕头胀，口渴咽干，耳鸣作响，小便短少，大便不畅，手指发麻，舌红少苔，脉弦滑数。血压 164/94 毫米汞柱，尿蛋白（＋）。证属阴虚阳亢，水不涵木，肝风内动，即先兆子痫是也。治宜柔肝养血，潜阳息风，大定风珠合羚羊钩藤汤加减。

生地、白芍、枸杞子、阿胶、牡蛎、龟甲、鳖甲各 15 克　钩藤、桑叶、菊花、甘草各 10 克　羚角粉 1 克　5 剂。

药后血压降至 140/80 毫米汞柱。眩晕缓解，小便增，诸症好转。去羚角粉、龟甲、鳖甲，加僵蚕、首乌、夏桔草。又 10 剂，2 天服 1 剂，间服杞菊地黄丸，以资巩固善后。后足月顺产一男孩，母子健康。

【按】肝为藏血之脏，妊娠赖以养胎，精血不足，肝阳偏亢，水不涵木，致使肝风内扰，则诸症作矣。方中生地黄、白芍、枸杞子、阿胶、甘草柔肝养血，三甲育阴潜阳，余药清肝明目、降压息风。药证相合，其效亦速。但此证应及早治疗，日久阴血愈亏，肝阳愈亢，肝风暴动，可出现神昏抽搐等重证，临产时危及母子生命，不可等闲视之。

8. 补肝益肾安胎法

姜某，28岁。1年前曾因舞台表演时，不慎伤胎而自然流产。1月前月经过期12天而来我处诊治，妊娠试验阳性。嘱静心调摄，暂停演出，且以寿胎丸加味补肾安胎。药后情况良好，时值春节，因担任主角，演务繁忙，至第5天，阴道有少量流血，腰微酸，仍未重视，别人亦不知内情，又2天血量增加，乃告其夫，才来我处治疗。症见面色无华，舌质淡红，腰酸重坠，脉细滑。此为胎漏，急拟补肝止血，益肾安胎。

萸肉、熟地黄、菟丝子、仙鹤草各30克　黄芪、太子参、焦白术、枸杞子、桑寄生、川续断、阿胶珠各15克　黄芩炭、炙甘草各6克　5剂。

嘱绝对卧床，安心养胎为要。药后血止，腰酸缓减，诸症好转。去熟地黄、黄芩，萸肉减半，加山药15克，砂仁3克，10剂，隔日1剂。药后情况尚可，停药观察，嘱卧床静养，防感冒，忌辛辣，禁房事。后足月顺产一女孩，母女康健。

【按】胎漏，现代医学称为先兆流产。多由气血衰弱，肝肾不足，血热损胎，七情失宜，房劳不节，或外伤跌仆所致。方中萸肉、熟地黄、枸杞子、仙鹤草、寿胎丸大补肝肾，止血安胎；参、术、芪、草健脾益气;在大剂甘酸之中,少佐苦寒之黄芩,一以清宫之胎火,一以配白术安胎,炒炭者以加强止血之效。血止后,则去熟地黄之腻补,黄芩之苦寒,加山药健脾补气益肾,少佐砂仁,调气不损胎元,使补而不壅滞。本例重用萸肉补肝敛血,乃得益于张锡纯先生经验之启发。

三、临证经验

(一)月经病

《素问·上古天真论》曰:"女子……二七天癸至,任脉通,太冲脉盛,月事以时下,故有子……七七任脉虚,太冲脉衰少,天癸竭,地道不通,故形坏而无子也。"可见冲任二脉的通盛与虚衰,对月经的来潮、异常、绝止起着关键性的作用。冲任二脉既受脏腑(尤以肾、肝、脾)的主宰,又司管胞宫功能,故治疗月经病必须滋补肾气以填精血,疏肝养肝以调气血,健脾和胃以促生化,调养奇经以调冲任。

1. 痛经

妇女正值经期或行经前后,出现小腹疼痛,并随月经周期发作称为"经行腹痛",简称"痛经"。《景岳全书·妇人规》曰:"经行腹痛,证有虚实。实者,或因寒滞,或因血滞,或因气滞,或因热滞;虚者,有因血虚,有因气虚。"此外,尚有起居不慎、六淫外侵、饮冷酸辣、生气动怒、情志所伤、洗头洗浴、负重劳作、同房撞红等,导致冲任瘀阻,或寒湿凝阻经脉,致使气血运行不畅,胞宫经血流通受碍，以致不通则痛；或因素体禀赋不足，冲任胞宫失于濡养，不荣而痛。治疗当遵"实者泻之，虚者补之，热者寒之，寒者热之"的原则。对不通而痛者，应理气化瘀，活血调冲；情志所伤者，应疏肝解郁；寒湿甚者，应温经祛湿。气血调和，冲任充盛，则痛经可愈。

汪某，女，26岁，已婚。2014年3月21日诊。

患者14岁夏初潮，因年幼无知，吃冰西瓜，当即经止腹痛甚，其母给喝生姜红糖汤稍微缓解，但是此后每到经期即腹痛难忍，经多方治疗，时痛时缓。婚后年余，未能受孕。此次月经延迟5天，于今日来潮，腹痛甚，抱腹来诊。见其面色黄而带青，舌质淡，苔水滑，经水不畅而紫暗，四肢不温，脉沉弦带滑。此下焦寒湿久居，邪气搏结冲任，阻碍经水流畅，不通则痛。治宜温经散寒止痛，理气化瘀调冲。

炒川楝子10克　元胡15克　吴茱萸6克　徐长卿15克　炒白芍15克　当归15克　桂枝10克　生姜15克　川芎10克　桃仁10克　红花6克　香附15克　益母草30克　炙甘草6克　5剂。

药后，月经较畅，疼痛亦缓。嘱下次月经将临之期提前3天来诊，且行经期间禁食生冷瓜果、忌洗头。如此调理三个周期，痛经基本好转。又嘱此后每行经期第一天服5剂调经药，第六天改服补肾促排卵药10剂。于行经第14天、16天同房。如此调理3个月，于10月5号因月经逾期一周来诊，按脉滑数，似有孕。早孕检查阳性。

【按】痛经的发病机理，是在经期受到致病因素的影响，气血运行不畅，冲任胞脉受阻，月经排出困难，不通则痛。其病位在冲任、胞宫，变化在气血，表现为痛症。其所以随月经周期发作，是与经期冲任气血变化有关。治疗可用拙拟之金胡萸卿芍甘汤（金樱子、元胡、吴茱萸、徐长卿、白芍、甘草）加减治之。

2. 闭经

发育正常的女子，一般 14 岁左右月经初潮，若超过 18 岁月经初潮未至，或行经后又中断三月以上者，称为"闭经"。但有个别生理比较特殊的妇女，月经经常是两个月（并月）、三个月（季经），甚至一年（避年）来潮一次，不属闭经范围。闭经证型虽多，但不外虚、实两类。虚者，主要是肝肾不足，气血虚弱；实者，主要是气滞血瘀，痰湿阻滞。治疗原则，当遵"虚者补之""实者通之"之法。虚者以补肾益精，健脾养血为主，使肾精足，脾胃健，冲任二脉流通，血海满盈，方能应时而下。实者通之，但绝非单纯行血破气之类所能概括。应根据寒、瘀、痰、郁等不同病机，结合散寒、化瘀、行气、祛痰诸法配以调气活血，使气血调畅，则效果始著。切不可一见闭经即谓血滞，滥用通破之法，重伤气血，"勿以通经见血为快"，包括滥用黄体酮等激素治疗；亦不可一见闭经，即谓虚损血虚，频用滋腻养血之品，以致脾胃受伤或肾阳被遏，化源不足反燥精血。

临证时虚证一般以八珍汤益气养血调经为基础方。肝肾不足者，酌加菟丝子、枸杞子、女贞子、山茱萸、山药、龟甲、牛膝；阴虚血燥者酌加元参、丹参、麦冬、鸡血藤、阿胶、黄精、地骨皮等。实证以血府逐瘀汤活血化瘀，理气通经为基础方。气滞甚，酌加香

附、青皮、木香、乌药、佛手、预知子；血瘀甚，酌加茺蔚子、益
母草、郁金、姜黄、三棱、莪术、马鞭草；寒凝滞者，酌加肉桂、
细辛、吴茱萸、小茴、艾叶；痰湿甚，形体肥胖者，合苍附导痰丸，
酌加炒莱菔子、泽泻、荷叶、生山楂、炒决明子；伴有多囊卵巢综
合征者，酌加海藻、昆布、夏枯草、白芥子、丝瓜络、桂枝茯苓
丸等。

例1 叶某，25岁，未婚。2014年5月24日诊。

患者17岁初潮，常延后，不畅，色淡红偏稀，面黄无华，肌
肤不荣，食欲不振，头昏乏力，短气懒言，胸闷太息。这次月经三
个月未至，舌质淡胖，苔薄白，脉缓弱细。证属室女闭经，系先天
肾气不足，后天脾胃失调，气血生化之源匮乏所致。治宜补肾健脾，
益气生血，血海盈满，月经自潮，切忌以通见血为快，拟十全大补
汤加味。

黄芪15克　党参15克　焦白术15克　茯苓15克　当归15
克　川芎10克　炒白芍12克　熟地黄15克　麻黄6克　肉桂3
克　炙甘草5克　菟丝子15克　葛根30克　香附15克　生麦芽30
克　7剂。

药后精神渐振，食欲亦增，诸症好转，继以前方击鼓再进，7
剂。月经于6月6日晚有少量流出，原方去党参、熟地黄、麻黄、
肉桂，加桂枝10克，桃仁10克，红花6克，益母草30克因势利
导，5剂。色量均近常。后根据月经周期，予以对症调理，3个月后
月经基本正常。

【按】 患者17岁初潮，偏晚又常延后，量少不畅，说明先天

肾气不足；面黄不荣，纳呆乏力，脉缓弱，则后天脾胃失调。用黄芪四君子汤益气健脾，以补后天之本，肉桂、四物汤温肾补血，更用菟丝子（填精益髓，平补阴阳）、葛根（天然植物雌激素）、香附（李时珍谓本品为"气病之总司，女科之主帅"），以增加雌激素，麦芽疏肝开胃，待血海满盈，则蓄溢自有常矣。

例 2　余某，女，23 岁，未婚。2015 年 10 月 6 日诊。

患者 12 岁初潮，开始月经频至，约半月一行。后因行经不忌生冷，恣吃水果冷饮，频洗头，行经期亦不忌，喜膏粱厚味，懒动喜睡，体型渐胖，月经亦由频转为稀发，或 2 月一行，或 3 月一行。去某医院给黄体酮治疗，3 个月内月经尚可，后又闭。这次已近半年未行，体重约 150 斤，肥胖，胸闷神疲，肢重乏力，舌淡胖，有紫点瘀斑，苔白腻，脉沉细。此痰湿瘀阻，影响冲任胞脉之功能，卵巢包膜增厚，卵泡不能正常成熟，导致月经稀发，乃至闭经。治宜健脾化湿涤痰减肥，活血化瘀调冲。苍附导痰汤合桃红四物汤加味。

苍术 15 克　香附 15 克　半夏 10 克　陈皮 6 克　石菖蒲 10 克　白芥子 30 克　当归 15 克　川芎 15 克　桃仁 15 克　红花 10 克　益母草 30 克　炒莱菔子 30 克　泽泻 30 克　荷叶 30 克　7 剂。

嘱控制饮食，少吃油脂厚味、甜食，加强体育锻炼，减肥。

后以此方加减，共服 35 剂。于 11 月 16 日小腹痛，有少量出血。改用血府逐瘀汤加减 7 剂，因势利导，月经量较增，夹有瘀块，继根据月经周期予以调理。平时服前方加减，经期服后方加减。如此半年，体重减至 120 斤，月经基本正常。

【按】凡体型肥胖者，大抵少动贪睡，喜厚味甜腻，行经不忌生冷，勤洗头，导致行经不畅，乃至闭经，使体型更胖，则月经更少，形成恶性循环。经期应禁洗头，忌生冷酸辣甜，加强体育锻炼。

3. 崩漏

崩漏一证，病因多端，病机复杂，每多气血同病，阴阳失调，本虚标实，寒热错综，累及多脏，然总不离冲任损伤，经血失约，非时而下。简而言之，唯虚实而已。但虚有气、血、阴、阳之分，实有热、瘀、郁、湿之别。为便于临床掌握运用，归纳为证治八法。

（1）气虚——益气健脾摄血法

气虚在崩漏的范围内，主要指脾虚。脾主统血，为后天之本、气血生化之源。若素体脾虚，中气不足，或饮食不节，或思虑过度，均可伤脾耗气。脾气虚弱，中气下陷，统摄无权，冲任不固，则胞中之血遂走而崩。症见崩下量多或淋漓不断，色淡质稀，伴神疲气短，倦怠懒言，憔悴虚浮，纳谷不馨，大便溏薄，小腹坠胀，舌质淡，边有齿痕，苔薄润或腻，脉细软或芤。治宜益气健脾摄血法（黄芪、党参、焦白术、炒白芍、山药、茯苓、仙鹤草、乌贼骨、棕榈炭、升麻、炙甘草）。

（2）阳虚——温阳补肾塞流法

阳虚，主要指脾肾阳虚，且以肾阳虚为主。肾为先天之本，生精、化气、生血、司开阖。若素体阳气虚弱，或过用寒凉，恣食生冷，或久居阴湿之处，或崩漏日久，阴损及阳，均可损伤肾阳。肾阳不足，命门火衰，不能蒸腾肾阴化生肾气，则冲任虚寒，固摄无权，只开不阖，崩漏失血。症见经来延迟，出血量多，或漏下不止，色淡质稀，伴畏寒肢冷，精神不振，头目虚眩，腰膝酸软，面色晦暗，尿频清长，大便溏薄，舌质淡胖，苔薄白，脉沉细弱，两尺尤甚。治宜温阳补肾塞流法（熟地黄、山药、山茱萸、黄芪、菟丝子、鹿角霜、海螵蛸、桑螵蛸、艾叶、炮姜、赤石脂）。

（3）血虚——养血柔肝固冲法

血虚，主要指肝脏所藏之血亏虚。女子以肝为先天，肝为藏血之脏，司血海而主疏泄。若素体血虚，肝藏血少，或产多乳多，消耗营血，或郁怒伤肝，血不能藏，均可耗损肝血。肝血不足，则血海空虚，冲任失调，经血失约则非时而下。症见月经淋漓，其色淡红，头痛眩晕，目涩干燥，面色苍白，头发干枯，舌质淡红，脉细濡弦。治宜养血柔肝固冲法（黄芪、当归、熟地黄、白芍、山茱萸、枸杞子、酸枣仁、阿胶、仙鹤草、藕节炭）。

（4）阴虚——滋阴填精潜藏法

阴虚，主要指肝肾阴虚，且以肾虚为主。肾为封藏之本，系胞宫而藏精。若素体阴精不足，或房劳太过，或流产频频，或用脑过度，皆可伤肾损阴。阴精亏虚，则胞宫失养；肾虚不能养肝，水不涵木，阳亢不能潜藏；阴虚则生热，虚火妄动，冲任不固，迫血妄行而成崩。《素问·阴阳别论》说"阴虚阳搏谓之崩"，此之谓也。症见经血非时而下，量多崩中，继而淋漓不断，血色鲜红，伴头晕耳鸣，五心烦热，潮热，腰膝酸软，失眠盗汗，尿黄夜频，大便燥结，舌红少苔，脉细数或弦细。治宜滋阴填精潜藏法（生地黄、山茱萸、山药、丹皮、枸杞子、旱莲草、女贞子、生龙骨、生牡蛎、槐米、血余炭）。

（5）血热——凉血泻火清营法

素体气盛阳亢，或火邪入营，营热沸溢，或喜食辛辣，胃中积热，或情绪过激，肝火内炽，均可使血海不宁而迫血妄行。《素问·离合真邪论》所说的"天暑地热，则经血沸溢"，此之谓也。症见月经提前，阴道突然大量下血，或淋漓日久不净，血色深红，质稠黏，伴性情急躁，易怒，口干喜饮，小便短赤，大便燥结，面唇色红，舌质红绛，苔色深黄，脉弦数而大。治宜凉血泻火清营法（水牛角、生地黄、丹皮、焦山栀、生石膏、知母、玄参、丹参、地榆、白茅根、大黄）。

（6）血瘀——活血散瘀畅流法

瘀血的产生，原因多端，有因负重努伤，气与血并而为瘀；有体虚受邪，寒阻热郁，血流不畅而为瘀；有行经饮冷，或滥用固涩，使血凝阻而为瘀；有经期、产后败血未净，或经期、产后行房，胞络冲任损伤而为瘀等。瘀血阻滞经脉，则新血不宁，血不循经，故崩漏作。症见下血时多时少，或淋漓不爽，色紫黑夹瘀块，小腹疼痛，甚则拒按，瘀下痛减，或伴有癥瘕，或闭经数月，转而大出血，舌质暗红或边有紫点，脉沉实或弦涩。治宜活血散瘀畅流法（当归、川芎、白芍、丹参、三七、乌贼骨、茜草、失笑散、血余炭、花蕊石）。

（7）郁热——调气解郁宁血法

肝主疏泄，主藏血。若平素多忧善愁，肝气不舒，气郁不得发，郁久化热，扰动血海，血海失守，则血内溢而崩漏作。症见月经淋漓不畅，量时多时少，色深红而凝块，伴胸胁乳房胀痛，忧愁少欢，心烦喜怒，时欲叹息，口苦而渴，舌质暗红，苔薄黄腻，脉弦数。治宜调气解郁宁血法（生地黄、白芍、白术、茯苓、柴胡、薄荷、郁金、香附、山栀、丹皮、蒲黄）。

（8）湿热——除湿清热解毒法

湿热的产生，原因不外内外二因。内因可由体内自生，如饮食不节，劳倦伤脾，脾失健运，湿浊下注，蕴而化热，或房劳暗伤肝肾，相火煎熬而成。外因多由经事、生育、手术之时邪毒侵入胞宫，伤及气分则为带下，伤及血分则为崩漏。症见血色深红或紫黑，质黏稠，或夹带浊，气秽臭，崩漏前后带下绵绵，或赤白相兼，伴有腹部疼痛，腰骶酸重，小便热黄，大便秘结，或溏热不爽，舌质红，苔黄腻，脉滑数。治宜除湿清热解毒法（苍术、黄柏、白头翁、秦皮、红藤、败酱草、蛇舌草、猪苓、茯苓、焦山栀）。

例 1 朱某，女，14 岁。2017 年 6 月 22 日诊。

患者初潮至今已逾年，常赶前、量多、期长。这次于 5 月 10 日来潮，因失血过多，去某医院治疗，诊为"功能失调性子宫出血"，曾输血，对症治疗，其效不显。因病家要求用中医治疗，来我处诊治。见其面色苍白，口唇无华，贫血貌。神乏气短声微，舌淡苔薄，脉细弱。此属冲任不固，气虚不摄血，气血欲脱之兆也。急当益气摄血，塞流固脱，拟当归补血汤合补络补管汤加减。

炙黄芪 30 克　当归身 6 克　生龙骨 15 克　生牡蛎 15 克　黄肉 30 克　仙鹤草 30 克　海螵蛸 15 克　茜草炭 10 克　蒲黄 10 克　阿胶珠 9 克　炙甘草 5 克

5 剂。服药 2 剂，血基本止，尽剂而净。

后根据月经周期调理，经期用摄血固冲剂，不使失血过多，平时用益气养血剂，以巩固复源。如此调理 3 个周期，几同常人。

【按】经血淋漓不断，或量多不止，体内精血津液大量流失，阴阳失去平衡，甚至离决，此时应急止其血以塞其流，留得一分血液便有一分生机。随后须澄本求源，进一步巩固疗效，以防崩漏之复发。经血虽止，但气血已亏，冲任胞宫失去血液的濡养，故应及时补血。然补血必须要先补气，益气能固脱止血，更能使血液迅速生长。

例2　李某，女，39 岁，2015 年 6 月 28 日诊。

近半年来月经赶前，色红量多。这次因和邻居反目，经血适来，初量不多，继则大下如崩，色紫红，夹有瘀块，小腹胀痛，两胁亦然，口苦心烦，时欲叹息，舌红无苔，脉弦数。证属肝郁化热，瘀热扰动血海。治宜疏肝解郁，凉血宁血，且予以心理疏导。加味逍遥散加减。

柴胡 10 克　香附 12 克　炒白芍 15 克　生地黄 30 克　焦栀子 10 克　丹皮 10 克　仙鹤草 30 克　鹿衔草 30 克　生地榆 15 克　元参 15 克　大黄炭 6 克　五灵脂 10 克　蒲黄 10 克　生甘草 5 克

5 剂。药后血量渐减，心情亦平，诸症好转。加滋肾养阴之品调理收功。

【按】女子以肝为先天。肝藏血，主疏泄，体阴而用阳。肝气抑郁，则肝失所养，或怒动肝火，疏泄太过，扰动血海，冲任失宁，而致月经失调，或崩中漏下。故治宜疏肝解郁以定其心，凉血宁血以安冲任，则崩漏可愈。加以心理疏导，这也很重要。

（二）不孕症

引起不孕的原因，概括为两大类：一是属于先天性生理缺陷，非药物所能解决的"绝对性不孕"；二是属于病理性的变化，经过治疗后仍有受孕可能的"相对性不孕"。病理性不孕，主要由于肾气不足，或冲任气血失调，或痰湿郁阻胞宫所致。

临床上所遇到的不孕症，大都是由于月经不调所引起，所以必须要先调经。治疗方法：肝肾亏虚者，滋补肝肾；气血不足者，补气养血；下焦寒凝者，温经散寒；肝郁气滞者，疏肝解郁；瘀血内阻者，活血化瘀；痰湿郁阻者，燥湿化痰。待月经正常，滋补肾气，促使其排卵，于月经的 14 天、16 天同房则受孕率高。所以说："欲种子，先调经，补肾气，促排卵，适时交合，阴阳相抱才能受孕。"

例 1　洪某，女，33 岁。2010 年 2 月 18 日初诊。

患者 16 岁初潮，常错后稀发，既行亦量少不畅，色淡红或暗红，故结婚 5 年未孕（爱人精液检查属正常范围，妇科检查亦未发现异常）。末次月经为 2009 年 9 月 24 日，至今已近 5 个月未行。刻下小腹隐痛，腰膝酸软，形寒肢冷，食欲欠佳，精神疲乏，小便清长，大便溏泄，舌淡红，苔薄白，脉细弱。证乃脾肾两虚，气血不足。治宜健脾补肾，温阳添精，先予毓麟珠加减。

熟地黄 15 克　当归 12 克　炒白芍 12 克　川芎 10 克　党参 15克　焦白术 15 克　茯苓 15 克　炙甘草 6 克　鹿角霜 12 克　仙灵脾 15 克　菟丝子 15 克　杜仲 12 克　蛇床子 15 克　香附 15 克　葛根 30 克　川椒 5 克　7 剂。

药后诸症好转，月经似有来潮之感，嘱行经期间忌吃生冷，禁洗头，性情保持舒畅，不生气。原方加桃仁 10 克，红花 6 克，5 剂。药后月经正常，性情舒畅。后根据月经周期调理，提示月经第 14 天、16 天同房。如此 2 个周期，4 月底月经未行，5 月 8 日尿妊娠试验阳性，提示早孕。

【按】本例显然脾肾两虚，气血不足，故用四君子汤益气健脾，四物汤补血养血，更用鹿角霜、仙灵脾、菟丝子、杜仲温补肝肾，调补冲任，强阴益精，川椒温通督脉，更加蛇床子、香附、葛根以温肾疏肝增加雌激素，提高受孕概率。行经期间忌吃生冷，少洗头，保持心情舒畅亦很重要。

例2　赵某，女，38 岁，2010 年 11 月 25 日诊。

患者曾于 1997 年生育一子，于 2005 年取环想生二胎，但 5 年来一直未孕。月经常错后，量少不畅，夹有瘀块，少腹隐痛，淋漓期长，经前乳胀，带下色黄，多方诊治，未能收效。西医诊治示：①双乳小叶增生。②输卵管不通畅。刻下情绪低落，胸闷太息，月经已逾期一周，乳房胀痛半月，舌质暗红，苔薄黄，脉弦缓。证属肝气郁结，痰瘀阻络。首先好言相劝，以宽其心，切勿悲观，树其信心。治宜疏肝解郁，理气益血，化瘀通络，血府逐瘀汤合阳和汤加减。

当归 15 克　川芎 15 克　炒白芍 15 克　熟地黄 15 克　麻黄 10 克　桃仁 15 克　红花 10 克　益母草 30 克　牛膝 15 克　柴胡 10 克　香附 15 克　白芥子 30 克　皂角刺 15 克　王不留行 30 克　路路通 30 克　丝瓜络 10 克　7 剂。

服药 4 剂，阴道有少量出血，乳胀缓解，嘱服完后再来转方。

后三天经量大增，心情较舒。改用补肾益精通络之剂：

当归15克　川芎15克　赤芍15克　熟地黄30克　麻黄10克
白芥子30克　鹿角霜12克　丝瓜络10克　王不留行30克　皂角刺
15克　菟丝子30克　蛇床子15克　葛根30克　香附15克　10剂。

后根据月经周期调理3个月，末次月经2011年3月15日，4月份月经未行，月底去医院检查确诊早孕，于年底足月生一女孩，母女康健。

【按】本例患者第一胎产后，月经经常延迟，量少淋漓，腹痛夹瘀，乳胀带黄，输卵管不畅，显然肝气郁结，痰瘀阻络之象。故用桃红四物汤加益母草、牛膝、王不留行活血化瘀；用四逆散，香附易枳壳疏肝解郁；更用阳和汤加丝瓜络、皂角刺、路路通以加强化瘀祛痰通络之功。二诊用菟丝子、蛇床子、葛根者，以补肾增加雌激素。如此调理，疗效当属满意。当然治此等症，当好言相劝，以安其心，保持心情舒畅，尤为重要。

（三）妊娠相关病

妊娠期中由于生理上的特殊改变，较平时容易发生疾病，所以必须防治并重，以免影响孕妇健康和胎儿发育。

妊娠期间，首先要供给胎儿血液营养，因而形成阴血偏虚。其次是胎儿逐渐增大，影响气机升降，又易形成气滞痰郁等疾病。此外亦有因脾胃虚弱，生化之源不足或肾气亏损，胎气不固所致者，临证时又应详细观察。

妊娠病的治疗原则是治病与安胎并举，治法以补肾健脾为主。

补肾为固胎之本，健脾乃益血之源。本固血充，则胎自安。

妊娠期常见的疾病很多，以下介绍妊娠呕吐和先兆流产诊治体会。

1. 妊娠呕吐

妊娠呕吐是妊娠期最常见的症状，多发生在怀孕一个半月至三个月期间，大多数孕妇会出现不同程度的反应，如胸闷不适、恶心欲吐，或食入即吐、体倦、头眩、喜食酸咸等。因其恶心而阻碍饮食，又称为"恶阻"。其原因是怀孕后血聚胞宫，以养胎儿，致血不养肝，肝气易逆而犯胃；或肝胃不和，痰气凝滞，或脾胃虚弱，升降失常，都能使气从上逆，胃浊不降而发生呕吐。

反应轻者一般不需要治疗，严重者可能影响孕妇的身体健康和胎儿的发育生长，应当予以对症治疗。

邢某，女，24岁。2015年1月28日诊。

元旦结婚，月经已逾期一周，头晕泛恶，食入即吐，甚至闻食欲呕，胃脘不适，呕吐酸苦之水，口干但不思饮，影响睡眠，日夜不安，烦躁不宁，大便不畅，尿少短赤，舌质红苔黄腻，脉细弦微数。证属肝旺气逆，胃气不降。治以平肝和胃，降逆止呕，拟定呕止阻汤加减。

党参12克　生白术12克　茯苓15克　竹沥半夏10克　藿香10克　苏梗10克　砂仁3克　煅石决明15克　生姜5片　3剂。

嘱服药前先用筷子蘸酱油滴于舌尖上，药只服一口，不可多服，不吐，再按法服一口，频频将药服完。服药后，呕吐大有好转，3剂尽，食欲渐增，偶然欲呕。去石决明、半夏，加竹茹、菟丝子、续断、桑寄生以益气和胃，补肾安胎。后足月生一子。

【按】"冲为血海","任主胞胎"。一旦妊娠之后，月经停闭，血海之血专供养胎，血遂感不足，相对的气分便觉有余，因而气血不调。冲脉起于胞宫，夹脐上行，冲气不得下泄，往往上逆而犯胃，故而出现恶心呕吐等反应。所以治疗原则为益气健脾，和胃降逆安胎。

2. 先兆流产

凡妊娠后有阴道流血，持续多日不止，或小腹下坠，或腰骶酸痛，这是"先兆流产"的征象。

引起先兆流产的原因很多，如气血虚弱，以致胎儿不能正常发育，或妊娠早期不节房事，以致肾气亏损，胎气不固；或患急性热病及局部炎症，出现血热现象，热毒扰动胎气；或跌仆外伤，以致气血失调，冲任不固，这些都可影响胚胎安定着床和发育，从而出现先兆流产。

本病的治疗，首先要求孕妇绝对卧床休息，安心静养，少走动，特别是上下楼梯；忌生冷辛辣之味；少洗头，禁用电吹风；禁房事。治以补肾健脾安胎为宗旨，根据病情加减治疗。

阮某，26 岁。2016 年 7 月 16 日诊。

患者末次月经 5 月 28 日，一周前已经某院确诊早孕，昨日起阴道少量出血，伴恶心欲吐，腰骶下坠酸痛。因前有 2 次流产史，很是恐慌。先以好言相劝，思想不要紧张，只要卧床休息，暂不洗头，禁用电吹风，可用中药保胎，疗效比较理想，希望安心静养为要。望其舌质淡红，苔薄，脉沉稍滑。证属气血两虚，脾肾不足。治宜益气养血，健脾补肾安胎，拟固肾健脾安胎汤加减。

炙黄芪 15 克　党参 15 克　焦白术 15 克　藿香 10 克　苏梗 10

克　菟丝子 15 克　桑寄生 15 克　续断 15 克　阿胶珠 9 克　苎麻根
30 克　仙鹤草 30 克　7 剂。

　　药后其夫来告，服药 3 剂，血基本止住，腰痛亦有好转，心情
转好，呕吐尚可，食欲渐开，继服 7 剂，以资巩固。后根据症情，
适当调整，或隔日一剂，或每日半剂，至国庆节，危险期已过，停
药观察。于 2017 年 3 月 9 日足月顺产一女婴。母女康健。

　　【按】先兆流产，病因多端，但与肾气不足，脾气虚弱关系最
为密切。盖肾为先天之本、生殖之根，主藏精，司冲任。冲为血海，
任主胞胎，肾气虚，则冲任不固，胎失所系，因而胎动不安。又脾
为后天之本、水谷之海、生化之源，一旦脾气虚弱，则生化之源缺
乏，胎儿同样不固。所以方用寿胎丸补肾固冲安胎，参术芪益气健
脾助运，藿香、苏梗和胃安胎，仙鹤草、苎麻根协阿胶珠止血以安
胎。本方安胎效果可靠而无副作用。

（四）产后病

　　由于分娩时创伤和出血，造成气血亏虚，抗病力减弱，故产后
易于发生各种疾病，如产后腹痛、胎盘滞留、恶露不止、产后发热、
产后发痉、便秘、缺乳、乳痈等。产后病有虚有实，有寒有热，除
运用四诊八纲辨证外，还需注意三审：先审小腹痛与不痛，以辨有
无瘀血滞留；次审大便通与不通，以验津液的盛衰；三审乳汁的行
与不行，以及饮食的多少，以观察胃气的强弱。产后病的治疗，应本
着"勿拘于产后，勿忘于产后"的原则，"虚者补之，实者攻之，寒
者热之，热者寒之"。但用药必须照顾气血，斟酌病情，辨证施治。

1. 产后发热

产后发热是指产褥期间（产后一个月内）以发热为主症的疾病。最常见的原因有感冒、血瘀、血虚、气虚、产褥感染等。

产妇由于分娩时耗损气血，身体抗病力下降，元气虚弱，卫阳不固，易于出汗和怕风寒，对冷热的适应性较差，故容易发生感冒。产后阴血暴虚，阳气易浮，阴不维阳，虚火易动，阴虚则生热，往往出现下午发热之象。由于抵抗力降低，或有恶露滞留，生殖器官易为细菌侵入，感染后，邪气即可蔓延而发热，单纯的血瘀、气虚、血虚、阴虚证多为低热；而外感或感染者，则可见有高热；若邪伏于半表半里，或热入血室者，则呈往来寒热、发热起伏等不同证型。

葛某，女，26岁。2015年6月25日诊。

患者于6月13日自然顺产一女，产后一般情况良好，恶露未净。5天前突然发热，开始体温较高（38.9℃），经西医对症治疗后，高热已退，但转为往来寒热，发热起伏，伴头痛，汗出，全身酸疼，胸胁胀闷，下腹有压痛、拒按，大便干燥，三天未行，食欲大减，恶心欲呕，口苦咽干，舌红边有瘀点，苔薄黄少津，脉弦数。证属产后血虚，外感风邪，瘀血阻结于胞宫。治宜疏解外邪，和解少阳，化瘀清热，柴胡桂枝汤加减。

柴胡10克　黄芩10克　全瓜蒌20克　青蒿15克　半夏10克　桂枝10克　炒白芍10克　生姜3片　大枣10克　丹参15克　熟军6克　炙甘草5克　3剂。

药后大便得通，寒热亦清，诸症好转，停药观察。

【按】本案实为"热入血室"之例，故用小柴胡汤加青蒿、丹参和解化瘀透达；因兼有外邪，故用桂枝汤调和营卫以祛邪；大便不通，故加熟军、瓜蒌通腑以祛邪，邪去则正安。

2. 急性乳腺炎

急性乳腺炎，中医称外吹乳痈。多由哺乳期感受外邪，或乳头破损，风邪入侵，或肝郁胃热，厥阴之气不行，阳明之热熏蒸，乳汁积聚不通；或喂奶时，婴儿鼻气吹着乳房，致使奶管闭塞；或产妇恣食膏粱厚味，乳汁过盛，致使奶络不畅等均可形成乳痈。

本病的治疗，初期痈未成时，当以疏解表邪，因势利导，结合疏肝理气通络，清胃散结消肿，外加热敷；痈已成，则需结合排脓解毒；乳汁过盛者，适当回乳。

王某，女，29岁。2016年9月21日诊。

产后6周，3天前夜晚喂奶时因疲倦睡着，未及时将婴儿放下，第二天左乳房外侧皮肤红热，肿胀疼痛，自行用热毛巾外敷，未效。刻下恶寒发热（38.8℃），伴头痛，胸闷，排乳不畅，大便干燥，舌边尖红，苔薄黄，脉弦数。此为急性乳腺炎，证属风热外袭，阻滞乳络。治宜疏风通络，散结消痈，拟通乳消痈汤加减。

麻黄6克　蝉衣10克　炒牛蒡10克　白芥子12克　丝瓜络10克　青皮6克　柴胡10克　地龙10克　蒲公英30克　皂角刺15克　全瓜蒌20克　甘草3克　3剂。

药后寒热除，大便畅，乳络通，红肿退，诸症缓解。嘱饮食宜清淡，奶喂完后要及时将婴儿放下，以免反复。

【按】急性乳痈，要及时治疗在痈未成之前，可一药而解。若拖延而痈已成，则就难消。乳痈一旦形成，治疗时不可过于寒凉（包括使用抗生素），不然乳汁郁积，致使气血冰凝，郁热不散，肿核难消，反生变证。喂奶后，要及时将婴儿放下，不然婴儿鼻气吹着乳房，致使奶管闭塞，而产生乳痈。再则母乳以够吃为度，不必恣食膏粱厚味，乳汁过盛，致使奶络不畅，且易得肥胖症。

（五）带下病

女子随着发育，阴道内常流出少量的无色透明的分泌物，以湿润阴道，并作为防御物质，抵抗外来病邪的侵入，这种分泌物当青春期、月经前期，或妊娠期可能增加，这是正常现象，并非病态。如果分泌物过多或色黄，有异味，引起全身症状者，则为"带下病"。

产生白带的原因有很多，诸如肝肾亏虚，冲任虚损，带脉不举，或脾胃虚弱、中气下陷，或外邪侵犯胞宫，湿热下注等。现代医学中妇科的阴道炎、宫颈炎、盆腔炎、子宫肌瘤、子宫颈癌及阴道异物等疾病均可有轻重不同的带下变异。然而病因虽多，总与肾气虚损，脾气虚弱及湿热下注为主。所以临床主抓虚、实二证。虚者，脾肾虚也，可用拙拟五白健脾摄带汤（白术、白芷、茯苓、山药、白鸡冠花）加减治之；实者，湿邪重也，可用拙拟五白消炎清带汤（白花蛇舌草、白鲜皮、白头翁、白英、白槿花）加减治之。

丁某，女，26岁。2016年8月24日诊。

患者月经向来超前，量多色紫夹瘀，喜膏粱厚味酒辣，体型略胖。平时常腰骶坠胀，带下绵绵，色黄秽浊，有时带血，伴阴痒。西医诊断为盆腔炎、宫颈糜烂，曾多次治疗，时甚时缓。刻下舌质红略暗，苔黄腻，口苦气重，脉弦滑。证属湿热郁结，化火致毒。

治宜清火解毒，涤荡湿浊，拟五白消炎清带汤加减。

白花蛇舌草30克　白头翁30克　白鲜皮15克　白毛藤15克　白槿花10克　滑石30克　白毛夏枯草15克　龙胆草6克　土茯苓30克　大血藤30克　败酱草30克　甘草5克　7剂。

药后带下减少，诸症好转，嘱饮食宜清淡，略为加减。又14剂。基本好转。

【按】本例湿毒症状明显，与其膏粱厚味酒辣关系颇大，所以饮食宜荤素搭配。

（六）儿童性早熟

随着生活水平的提高，人们饮食结构的改变，独生子女的"营养"问题，愈来愈受人们的重视，偏食、蛮补现象日趋严重，以致小儿纯阳之体，内蕴火热，儿童性发育的年龄普遍提前，儿童性早熟，已成为某些家庭的烦恼事。

自1984年治疗第一例7岁女孩性早熟以来，患儿逐年增多。根据临床分析，营养失衡，后天培补太过，使肾气过早充盈、亢盛，气有余便是火，火旺则肾阴相对不足，阴阳失于平衡，能量过多，是导致性早熟的主要原因。

由于性早熟危害很大，所以要积极防治。首先要防范于未然：①幼儿及孕妇哺乳期慎用补品，禁止服用含有性激素类的滋补品；②平时注意饮食及精神上的调摄，多进食清淡高营养的蔬菜、瓜果，不含激素饲料养的家禽、蛋、鱼；③少吃碳酸饮料、巧克力、咖啡等；④少吃烧烤油炸之物；⑤少看儿童不宜的电视、电影等。一旦发现乳房疼痛（大部分一侧先痛），有硬块隆起时要及时治疗。目前西药多采用孕酮美衍生物抑制垂体促性腺激素的分泌，可以减慢或阻止第二性征的发育，但价格昂贵，且副作用亦大，不能普遍使用。中药治疗本病，效果很好，价格便宜。特别是对病程较短，症情较轻的，不仅可以使第二性征消退，而且可以明显减慢骨骼的线性生长，延缓骨骼的成熟，防止骨骺的过早融合封闭，从而改善最终的身高。所以及时发现、积极治疗、注意饮食这几点很重要，以避免留下后遗症。

王某，女，9岁。2016年8月25日诊。

患者于3个月前，感觉双乳有时疼痛，以为挫伤，没有重视。后感觉乳房有硬块而告其母。到富阳妇保求诊，一个月后未有改观，即去杭州治疗，又两个月，仍无好转，且医药费已超1万。后经人介绍到我处治疗，告其有关注意事项。药用清肝泻火散核汤加减：

龙胆草5克　夏枯草10克　柴胡10克　黄芩10克　白芥子10克　丝瓜络10克　荔枝核15克　橘核15克　青黛5克　海蛤壳30克　海藻10克　昆布10克　生麦芽15克　青皮6克　14剂。

药后硬块转软，疼痛缓解。原方加石见穿10克，猫人参30克，泽泻10克，又28剂而恢复常态。继服知柏地黄丸，每次7丸，一日两次，以资巩固。

【按】有文献认为性早熟女孩为8岁，男孩为10岁（足龄），但根据临床观察，此年龄偏小，因为过去乳房疼痛至月经来潮至少要3～4年，而现在只要一年左右即可，其速度远远超过正常发育，故推迟2年为妥。

郑天根

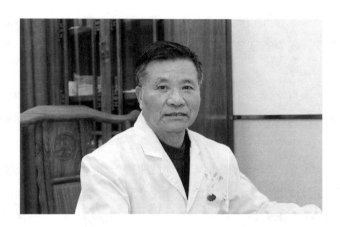

从医格言： 为医者，德为先，精医者，学为本。

郑天根，男，1946年1月出生，浙江桐庐人。中共党员。副主任中医师。退休后，被桐君药组国医馆高聘为主任中医师。

祖籍浦江县，江南第一家"郑义门"之后。1961年初中毕业后，经县主管部门招考录为五年制中医学徒，师从当地名老中医周自伟先生。1966年学习期满，由县卫生局颁发出师证，始在乡镇基层从事中医临床工作。1979年经全国中医药选拔考核合格，由省卫生厅颁发证书，定为中医师技术职称，被录取到全民医药卫生单位工作。1970年起担任瑶琳镇卫生院负责人、院长，此期间从事过卫生院的多项工作。

1980 年初调县卫生进修学校任校长，兼职中医课教师。1984 年初调入县中医院，先后任副院长、院长、院党支部副书记、书记职务。曾任县中医学会副理事长，中共桐庐县第八次代表大会代表。1996 年被评为杭州市优秀中医院院长，2006 年被授予桐庐县名中医荣誉称号。现为浙江省桐庐县桐君药祖国医馆学术委员会委员、县中医学会顾问。

郑天根自幼酷爱中医，通过阅读诸多医学典籍，不断领会中医基础理论和四大经典。深知百姓疾苦、农村缺医少药的他学会了多种中西医治疗技术，如心肺复苏、窒息抢救、脓肿切开、引流缝合、针灸、拔罐等，在此基础上又有自己独特的创新，如采用下颌孔麻醉阻滞进行口腔拔牙，既方便，患者又没有疼痛感。在长期的临床工作中，探索李东垣《脾胃论》和叶天士的学说，初步形成了自己治疗脾胃病的专业特长。

一、主要成果

郑天根医师多次获局级、县级先进工作者、优秀共产党员、优秀工会工作者，县中医学会先进个人等荣誉称号，2006 年退休后获老有所为奉献奖。从医五十余年，曾参与县科技项目并获奖，有十六篇论文在省级以上医学杂志上发表交流，且被评为县级自然科学优秀学术论文，分获一、二、三等奖。对自己多年中医临床工作的感受和体会，郑天根医师说主要有三点：一是靠实践，真知从实践中获得，经验从实践中积累，多临症，勤动手，不断提高自己的业务能力；二是讲理法，辨证施治，理法方药，整体观是中医特色所在，必须牢牢把握，运用好；三是求进取，学无止境学无边涯，多向书本学习，多向前辈学习，而且要心态宽广，不仅要用好中医知识，而且要学习运用各种现代医学知识，拓宽中医视野，提高中医疗效。

二、学术思想

（一）注重后天，畅胃健脾

脾胃居于中焦，上通心肺，旁触肝胆，下及于肾。为五谷纳运之器，气机升降之枢，精微生化之源，是维系人体生命活动最重要的脏腑。脾胃功能的正常与否，关乎病证的进退、转归、预后。所以说"有胃气则生，无胃气则死"，"得谷则昌，绝谷则亡"。故而治病必须时时顾护脾胃之气。临证证明：胃气一败，百药难施，若尚能饮食，无论急、重病，或疑难病，均有生机之望。且胃乃阳明阳腑，主纳主降，脾乃太阴阴脏，主运主升。阳腑多实，宜畅通之，阴脏多虚，宜健运之。

（二）治病之要，理法方药

"善诊者，察色按脉，先别阴阳"。借助"四诊"，搜罗病证起因、发展、变化，分析机理，判断病位之所在，确立治法，拟定方药。理法在先，方药于后。辨证论治乃中医治病之机，中医特色之要，中医立足之本。若舍弃理法，不知医章，辨证不明，随意堆砌

药味，何能中病！故此，理法方药，必须一以贯之，一线贯通，方
为上医。

（三）学贵静思，术贵化变

中医书籍，浩如烟海。然读书宜静善思，切忌囫囵吞枣，一带
而过。尤其是经典、经句更须细细琢磨，反复推敲，知其然，更应
究其所以然。学中医离不开悟性，正所谓"难以言传，只能意会"。
面对各种各样的疾病，疑难复杂的证候，掌度之巧，贵在化变。化
即是理论与实践的结合、运用、升华；变即是知其常，又能知其变，
随机立法，随证施治。如当今，时代不同，岁月变迁，气候环境异
常，生活节奏加快，饮食起居乖乱，疾病谱更迭，现代病蜂起，面
对新的挑战，中医需要创新求变。

三、临证经验

（一）咳嗽从"痰"辨治

咳嗽四时皆有，痰是咳嗽的主要病理产物，亦是第二致病因素。
咳嗽从痰辨治，依据痰的有无、多寡、色质来析其起因，确立证型，
立出治法，选择方药。

1. 风痰咳嗽

风痰咳嗽每因受风邪病毒所致，其见证有风寒风热之别。虽见
咳嗽，但以表证为重。治法以解表达邪为主，邪去则咳嗽自愈。李
中梓告诫："治表者，药不宜静，静则留连不解，变生他病。"治疗

时规避见咳止咳，见嗽宁嗽。用药以轻灵为贵，忌用寒凉收敛之味，谨防闭门留寇之祸。治风寒以麻黄汤为主，治风热以银翘散为主。"风为百病之长，善行而数变""风属木，肝主风"。小儿为稚阴稚阳之体，变证多端，外风极易引动内风。若风痰壅肺，扰乱神明，症见高热、咳嗽、痰鸣、气急，甚或两目窜视、惊厥、昏睡，指纹透关、色显露。见此，宜加平肝息风清心化痰之品，如蝉衣、僵蚕、胆星、天竺黄、地龙、竹沥、钩藤、牛黄之类。

2. 湿痰咳嗽

湿痰咳嗽以痰多色白或稠厚，痰动而引发咳嗽为主症，其舌质淡或舌体胖，边有齿痕，苔白或白腻或见嫩黄。每因脾失健运甚或命门之火不足所致。此证，咳为标、痰为本，肺为标、脾肾为本。方选二陈、平胃、四君、六君、苓桂术甘汤等。火不生土，肾虚导致脾虚者，又当增入益肾之品，如金匮肾气丸、右归丸等，培补先天，鼓动后天，以提升温化湿痰之效。

3. 燥痰咳嗽

外内因相合，燥气干于肺之咳嗽，每见咳嗽频频，咳痰不爽或干咳无痰，伴有咽痒、咽干、咽燥。治之则视证的孰轻孰重，立清宣、清肃、清润。方取桑杏汤、翘荷汤、沙参麦冬汤等。投以微辛、微苦、凉润之品，切忌辛燥之剂，避用大寒、大苦、腻滞之味。

4. 热痰咳嗽

肺为娇脏，不耐邪侵，凡"六淫"之气所著，即能致病。风邪病毒犯肺或滞留肺系日久，邪从热化，见咳痰色黄，舌红苔黄，以热象显现者，治以清热化痰，方取清金化痰丸、千金苇茎汤、泻白散加减。若表证未尽者，酌加辛凉之味以清宣之；若肺热甚者，选加鱼腥草、肺形草、野荞麦根、蚤休等以增强清肺之功，使火敛痰消，以复肺之清肃之常。

5. 寒痰咳嗽

此证以痰质清稀色白为特征，由外感风寒之邪而致的必伴恶寒、发热、头痛、喉痒等症状，治以辛温解表、宣肺止咳。解表发汗药的选择，冬令用麻黄，夏月宜香薷。由脾肾虚寒引起的，见恶寒肢冷、神疲纳呆、脉沉缓等症状，治当温补脾肾之阳。曾用阳和汤治愈寒痰咳嗽；取熟地黄配鹿角胶甘温峻补肾阳为君；干姜合肉桂辛热温中为臣；炙麻黄散足太阳膀胱之寒邪，从里出表；白芥子辛温，祛手太阴肺经之寒痰，由内达外为佐；炙甘草和中为使。

（二）脾胃病诊治要点

1. 调气机，升降疏达得相应

人身气机，合乎天地自然，气机升降是人体脏腑功能的一种基本形式。居于中焦的脾与胃在升降过程中具有枢纽作用，胃降脾升，胃纳脾运，为后天资生之本。胃病所见的脘腹胀满、呃逆、嗳气等症，多因气机失畅、升降乖违所致，故调气机是治疗胃病的一大法则。运用此法，还须深究胃与肝脾生理的相互关系与病理的相互影响。比如，肝木的疏泄调畅直接影响胃的受纳腐熟水谷的功能，"肝病必犯胃，木动必犯土"，致胃气壅滞，通降失司，治以疏肝和胃。胃与脾以膜相连，互为表里，脾的升清直接影响胃的降浊。叶氏指出："脾阳不主默运，胃腑不能宣达。""清无所归而不升，浊无所纳而不降"，致浊乘清位、气滞湿阻者，法宜疏脾降胃，令其升降。疏脾选淡渗之品如茯苓、薏仁、冬瓜仁等，降胃选苦温之品如厚朴、枳实、陈皮等。

2. 析寒热，权衡阴阳求其平

《医宗金鉴》中指出："盖人之形有厚薄，气有盛衰，脏有寒热，所受之邪，每以其人脏气而化，故生病各异也。是以或从虚化，或从实化，或从寒化，或从热化。"外感"六淫"、内伤"七情"均致脾胃受累而成病。临证须辨析寒热之所在，是虚寒或是实寒，是虚热或是实热。治遵"虚则补之，实则泻之，热者寒之，寒者热之，求其阴阳之平衡"。循先贤之旨"治中焦如衡，非平不安"。

3. 辨虚实，治脾治胃须分清

胃为阳明阳土，脾为太阴阴土，叶氏指出："太阴湿土，得阳始运，阳明阳土，得阴自安。以脾喜刚燥，胃喜柔润也。"胃体阳而用阴，脾体阴而用阳。阳明易实，太阴易虚，腑阳宜通，脏阴宜运。治胃之法，大凡浊气在上膜胀者，宣通之；肝木失调犯土者，疏通之；中气不足、举器无力者，补通之；胃燥阴津不足者，润通之；积聚不化者，消通之；瘀阻胃络者，化通之。治脾之法，则以温运为主。如见脘中胀痛，呕涌清涎者，拟投人参、半夏、干姜、益智之类；湿困脾阳者，法取宣中运脾；见肾阳不足、脾阳不运者，当脾肾同治，温补先天，蒸运后天。

（三）脾胃病药对运用

当代名医朱良春说："中医药的生命在于疗效，而疗效则来自明确的辨证和精当的用药，只有熟谙药物的性能，掌握药物的特点，灵活地加以配伍应用才能提高疗效。"通过学习、临床总结，将脾胃病的药对运用分为化湿、调肝、开泄、制酸、止痛、清热、降胃、止血、益胃、护膜十大类。

1.化湿类 针对湿困中焦，脾不升清，胃不降浊之病机，设芳化、清化、苦温、清利等药对。如藿香配白蔻，芳香化浊；青蒿配佩兰，芳化湿热；苍术配厚朴，苦温燥湿；滑石配通草、竹叶，清利湿热。皆为芳香淡渗之药，不用燥热之品。使中枢运转，则清升浊降，上下宣通，湿浊得化，阴阳得位。

2.调肝类 针对肝郁不达，影响脾胃升降纳运功能，设疏肝、抑肝、敛肝、柔肝等之不同药对。如柴胡配枳壳疏肝，柴胡配防风抑肝，枸杞子配白芍柔肝，白芍配乌梅敛肝。以求肝郁得疏、肝体得养、肝用得复，调肝可以安中。

3.开泄类 脾胃互为表里，肝胆脾胃互相影响。胆主动升，肝主静降，胆逆则热，肝逆则寒，阳明多实，太阴多虚，在胃多热，在脾多寒。故证多寒热夹杂，用辛开苦降、辛开酸泄、咸寒润通等药对。如吴萸配黄连，辛开苦降；乌梅配干姜、花椒、半夏，辛开酸泄；全瓜蒌配玄明粉，咸寒通润。

4.制酸类 针对肝热腐化胃液或中虚水湿停滞所致泛酸，设温中、化瘀、清热、护膜、理气制酸之药对。如乌贼骨配红豆蔻，温中理气制酸；乌贼骨配浙贝母，清热散结制酸；乌贼骨配瓦楞子，化瘀止痛制酸；瓦楞子配凤凰衣，护膜止痛制酸；瓦楞子配娑罗子、白芍，理气止痛制酸。治疗泛酸症又当究其因、辨其证、选其药。

若伴嘈杂者，当清泄肝火，如丹皮配栀子；伴便溏者，当温中健脾，如干姜配白术。

5.**止痛类** 针对胃痛日久，由气及血，络滞血瘀，不通则痛，药对有理气、散寒、化瘀、温经、泄热、缓急之不同。如香附配元胡索，理气止痛；炮姜配肉桂，温中散寒止痛；五灵脂配蒲黄，化瘀止痛；当归配桂枝，温经通阳止痛；川楝子配元胡索，泄热止痛；炙甘草配白芍，缓急止痛。

6.**清热类** 嗜食膏粱厚味积热，或五志过极化火，以致慢性胃炎呈热证、实证表现者，当清胃热、降胃火、化瘀毒。此类药对分别具有清热降胃、清热养阴、清热燥湿、清热消瘀、清热散结、清热生津之功。如竹茹配知母，清热降胃保津；蒲公英配石斛，清胃热而养阴；蒲公英配黄连，清胃热而燥湿；大黄配赤芍、失笑散，清热散瘀止痛；蒲公英配白芷，清胃热而消肿；蒲公英配天花粉，清热而生津。

7.**降胃类** 胃以通降为顺。嗳气、呃逆、呕吐、反胃等症，每因胃气上逆所致，选用分别具调气、温中、泄热、开郁、平肝、化浊等功效的药对。如半夏配木香，降逆调气止痛；丁香配沉香，降逆温中暖肾；枳壳配黄连、瓜蒌，降胃泄热开结；旋覆花配郁金，降逆开郁凉血；旋覆花配代赭石，降胃平肝止血；丁香配白蔻，降胃温中化浊。

8.**止血类** 针对消化道黏膜直至血络受损，见呕血、便血者，选用清热止血、散瘀止血、温中止血、生肌止血之药对。如大黄炭配血余炭，清热止血；蒲黄配地榆、三七，散瘀止血止痛；黑甘草配炮姜，温中止血；蒲黄配白及，散瘀止血生肌。

9. **护膜类** 既有保护胃黏膜不受侵害，又有修复胃黏膜的功效。如木蝴蝶配凤凰衣，护膜生肌；瓦楞子配乌贼骨，护膜制酸止痛；三七配白及、护膜止血消肿。

10. **益胃类** 适用于慢性胃炎后期往往胃阴不足或大伤或干枯，其特征为舌光红少苔或无苔。有的患者以脾胃之气不足，甚或中气下陷为见证。如沙参配石斛、花粉，养胃阴而生津；沙参配生地黄、绿梅花，养胃阴而理气；党参配山药，补气培脾兼益肾；黄芪配白术，补气培脾兼固表。

（四）案例分析

例1 范某，女63岁。2012年9月25日初诊。

患慢性支气管炎近十年，经常发生便秘。因起居不慎，外感时令之邪，引动内伏之痰。数天来未更衣，腹胀纳减，伴形寒、咳嗽、痰多，脉浮滑，右关虚软，舌暗，苔白腻。此乃风寒束表，痰浊郁闭，肺失宣降之故。治以疏表化痰，开肺达下法。

苏叶6克 蜜苏子10克 炒莱菔子10克 白芥子6克 姜半夏10克 陈皮6克 茯苓10克 炙甘草6克 生白术15克 炒枳壳5克 全瓜蒌15克 桔梗8克 7剂。

药后寒热除，咳痰少，大便通。复诊减苏叶，加南沙12克，续进7剂，以资巩固。

【按】唐宗海《医经精义》谓："大肠之所以能传导者，以其为肺之腑，肺气下达故能传达。"若肺气郁闭，宣降失职，津液无以正常输布，故使肠道津液亏少，形成上窍塞，下窍闭。在虚乃肺津不足，化源匮乏；在实乃风寒束表，或肺热不清，或痰浊阻塞气道。该案取苏叶解表，以开肺窍；三子、二陈降气化痰；枳、术健中通滞，桔梗、瓜蒌启上达下。总观治法，为疏表涤痰通阳道，以致表邪解、浊痰化、肺气通，则腑便自行也。

例2 周某，女，30岁。2000年4月20日初诊。

查肝功能：ALT477U/L，AST256 U/L，乙肝三系"大三阳"，HBcAbIgM（＋）。一周来泛恶、纳减。脉细弦，苔白腻。湿困中焦，胃失和降，治以芳化畅中法。

藿苏梗各10克　厚朴6克　姜半夏10克　茯苓10克　炒苍术10克　生熟薏苡仁各30克　带皮槟榔15克　草果仁5克　白豆蔻5克（后下）　石菖蒲10克　炒楂曲各12克　7剂。

药后腻苔渐化，纳增。脘嘈、泛恶清沫黄水，脉细弦。再予泄胆和胃。

苏叶6克　吴萸炒黄连2.5克　金钱草30克　蒲公英30克　白花蛇舌草30克　姜竹茹10克　半夏6克　清炙枇杷叶12克　猪茯苓各10克　白蔻粉2.5克（冲服）　绿梅花6克　生麦芽30克　7剂。

脘嘈、泛恶大减，脉细弦，舌红苔微黄。继进清解湿毒，健脾和胃。

紫丹参15克　马鞭草30克　炒赤芍12克　白花蛇舌草30克　蒲公英15克　炒黄连2.5克　藿苏梗各6克　白豆蔻5（后下）　焦楂曲各10克　7剂。

后根据病情守法加减，又调治月余。复查肝功能（谷丙、谷草已降至正常，HBSAg（＋）。嘱注意休息，忌膏粱厚味烟酒。

【按】此证为邪毒恋于肝经血分，以致肝功能损害明显。初诊时，湿困中焦，胃失和降是病机所在，故立芳化畅中法，以冀开湿毒蕴结之路，防邪因湿缠绵不去，湿因毒而留连不化。继见舌红苔微黄，乃湿邪转毒热之象，故治以清解湿热邪毒，兼顾中焦脾胃之剂，使湿热邪毒得解，中焦枢机得利而疾瘳。

例3 杨某，女，45岁。1982年10月13日初诊。

发风疹伴浮肿已匝月，经治风疹已消，瘙痒亦止，然浮肿未退，且波及全身，体重增3.5公斤，伴颈部痛，脉细滑，两尺沉，舌淡苔白腻。拟五皮五苓散加减：

桑白皮9克 陈皮6克 生姜皮6克 茯苓皮10克 大腹皮9克 白术9克 泽泻12克 桂枝2.4克 薏苡仁24克 羌活4.5克 浮萍9克 5剂。

浮肿大消，体重减轻2.5公斤。去羌活，加地肤子9克，又3剂，浮肿尽退。

【按】此证风邪虽去，但水湿浸淫颇盛，泛溢肌腠而致全身浮肿，故用五皮走肌肤、理气消肿、健脾化湿，五苓通阳道、化气利水、健脾胜湿。对症服药，其效亦捷。

例4 陆某，男，86岁。2006年6月6日初诊。

左足大趾皮色暗红，局部发紫、腐烂。手足不温，下肢尤甚，麻木疼痛不已，历经月余。见其身卧躺椅，左足高抬，面色暗滞，痛苦状，脉细，舌淡暗。拟温经通络活血，仿当归四逆汤加减。

当归 24 克　桂枝 6 克　赤白芍各 15 克　细辛 3 克　炙甘草 6 克　通草 8 克　泽兰 12 克　红花 6 克　苏木 10 克　鸡血藤 30 克　忍冬藤 30 克　川牛膝 12 克　7 剂。

痛感减去十之七八。加茜草 10 克，怀牛膝 12 克，7 剂。效果明显，守方再进。

【按】此症，县医院诊断为血栓闭塞性脉管炎。西医治疗效果不佳，故求治中医。观其象、按其脉、察其舌，缘由寒邪凝滞脉络，日久致络闭血瘀成毒溃腐。故施温经通络散瘀之法，渐次告愈。

例 5　郑某，男，76 岁。2000 年 10 月 15 日初诊。

年逾古稀，不慎跌伤，复感外邪。症见咳嗽气急喉鸣，腑行不畅纳少，舌红裂痛，脉左虚软、右呈滑象。心肝之火内焚，肺胃之阴被耗，清肃之令失常。治以养阴清肺，化痰平喘。

南北沙参各 12 克　麦冬 12 克　元参 12 克　川贝母 6 克（研吞）　浙贝母 10 克　桃仁 6 克　杏仁 10 克　鱼腥草 30 克　肺形草 30 克　冬瓜仁 15 克　全瓜蒌 12 克　竹沥半夏 6 克　橘皮络各 5 克　炙苏子 6 克　保和散 15 克　5 剂。

药后喘急趋缓，腑利得畅，舌痛减轻，纳食稍增。原意再进，续服 5 剂而大瘥。

【按】患者股骨颈骨折住院一月余，期间得呼吸道感染，经抗菌消炎，但不见好转，而放弃西医治疗，出院回家待观。经服上方气阴得复，痰热得清，脏腑功能得调，使其过了鬼门，延寿二年。该方沙参、麦冬、元参养肺阴、滋上源；鱼腥草、肺形草清肺热、消痰火；全瓜蒌、冬瓜仁开肺气、导腑结；杏仁、苏子、贝母、半夏下肺气、化痰浊；桃仁、橘络通肺络、行痰瘀；橘皮、保和散理胃气、护后天。方切病机治法，故收显效。

例6 丁某，男，3岁。1972年5月14日初诊。

麻疹见形四五日，疹子隐隐稀疏，发热、咳嗽、痰鸣，昏沉露睛，重舌质红，指纹紫红鲜见，直达命关。此痰热炽盛、麻毒内陷心肺之故，急拟养阴清肺、化痰开窍法。

真牛黄0.3克（吞）　川贝4.5克　北沙参4.5克　元参4.5克　麦冬3克　连翘3克　炒牛蒡子2.5克　杏仁4.5克　橘红4.5克　全瓜蒌9克　生甘草1.5克　2剂。

药后麻疹透发，诸症好转，继以甘凉养阴，清解余毒以善后。

【按】此麻疹并发肺炎之重症。肺部听诊布满啰音，药后痰声大减，肺部啰音消失，神识清醒，疹子外露、明显增多，转危为安。《本草分经》谓："牛黄甘凉，清心入肝，解热利痰，凉惊通窍。"对邪毒内闭之证，起拨云见日之大效。

例7　叶某，女，30岁。1989年8月18日初诊。

初起周身肢节酸胀，继而恶寒发热无汗，头痛，咳嗽，脉来滑数，舌尖有红点，苔薄腻。T 39.3℃。此暑热夹湿之证，治以清暑化湿解表。

香薷10克　荆芥6克　薄荷6克（后下）　连翘10克　焦山栀10克　淡豆豉10克　淡竹叶10克　生石膏30克（先煎）　白豆蔻4.5克（后下）　忍冬藤15克　六一散（布包）15克　2剂。

【按】立秋之后，早晚渐有凉意，但白昼依然炎热，暑气盘踞不退。天暑下逼，地湿上蒸，患者感受暑湿之气而致病。暑热甚且湿气重，暑为湿所遏，卫表不和，故症见周身肢节酸胀，恶寒发热无汗。方用藿香、荆芥、豆豉辛温解表发汗，连翘、栀子、石膏苦寒清解暑热，竹叶甘淡清热利小便，豆蔻芳化和中化湿浊，忍冬藤疏利肢节，鸡苏散解肌清热利湿，仅服药2剂而获愈。

例8 郑某，男，37岁。1987年11月18日初诊。

两膝关节红肿疼痛，伴形寒发热（T 38.3℃），3天。脉滑数，苔薄白。实验室检查：白细胞 10×10^9/升以上，血沉112毫米/小时。风湿痹络，郁而化热，流注关节，属风湿热痹，予解表清热蠲痹法。

生麻黄2.5克　桂枝6克　生石膏24克（先煎）　生熟薏苡仁各15克　羌独活各5克　忍冬藤30克　秦艽10克　豨莶草12克　海桐皮12克　鬼箭羽10克　4剂。

药后，寒热稍退，体温亦降，膝关节肿痛缓解，但踝关节肿痛急发，脉滑数，苔薄白。前方加海桐皮30克，嫩桑枝30克，并将麻黄、石膏、薏苡仁、忍冬藤加重药量，再进5剂。寒热除，关节红肿疼痛大瘥，体温正常。守原意再进，以资巩固。

【按】前后服药十余剂，风湿热痹告愈。该方用麻、桂辛温去骨节之风寒；石膏、秦艽、忍冬藤解骨节之郁热；二活、鬼箭羽逐新旧之风湿；豨莶、海桐皮、海风藤、薏苡仁通络健脾利湿。

例9 姚某，女，47岁。2007年9月18日初诊。

急性髓系白血病M2，反复发热、乏力五月余，伴双下肢瘀斑，咽部感染等。某省级医院住院140天，化疗二次。出院前一个月，不能进食，食入即吐，舌苔灰黑，持续高烧，靠输营养液维持。

出院前三天行肝穿刺活检，病理结果：非特异性炎症伴坏死。血常规提示：WBC：10.1×10^9/升，N%：85.4%，Hb：66克/升，Plt：173×10^9/升。出院10天后又发烧T：39℃，入住县妇保院，经一周治疗，症状得以缓解。刻诊：神色萎顿，情绪低落，发热，纳少，恶心，呕吐，脉虚细数，舌红，苔微黄。证属（热劳）阴虚内热，胃失和降，治以养阴清热和胃法。

太子参30克　北沙参12克　石斛12克　生玉竹20克　白薇8克　生地12克　炒丹皮6克　生白芍12克　水牛角30克（先煎）芦根30克　白茅根30克　生白术12克　枸杞子12克　姜半夏6克　生谷麦芽（各）15克　生甘草5克　7剂。

复诊，症减，原意再进。上方服至2008年1月7日，其间曾发口疮，曾加用黄连。

2008年1月8日诊，寐况改善，呕吐已止，神色好转，脉细数，舌红退转淡，苔薄，又伴足底痛、指关节痛。查：白细胞13×10^9/升，血色素72克/升。气阴渐复，内热未尽，营血亏损，络脉失和。上方减芦根、半夏，加熟地黄、当归、龟甲、忍冬藤、秦艽。

2008年3月25日诊：夜寐已安，纳食已正，唯手指活动时痛，膝酸，面色少华，且伴耳鸣。查：白细胞正常，血色素81克/升。脉细数，舌苔淡白。上方减生地黄、水牛角、龟甲、生谷麦芽，加怀牛膝、川芎、茯苓、阿胶、生白术芍改用炒白术芍。4月15日后减白薇、丹皮，加寄生、鸡血藤、炙黄芪。续服两个月后，诸症消除，嘱其静养。

【按】患者住院期间，二次化疗出现骨髓抑制，予以抗感染、输血、升白细胞支持治疗，至骨髓抑制缓解，但体温一直不退。两次腹部CT：肝脾内多发结节影，肝门部及后腹膜多发小淋巴结。考虑霉菌感染，经抗霉菌、抗炎治疗，体温仍不退，加用激素体温降至正常，但停用激素后，体温再次回升至39℃左右。出院前，精神软，情绪差，纳少，恶心，呕吐，又发烧，继而低热。

首诊方：北沙参、玉竹、石斛育阴生津，太子参、枸杞子、白芍益气养血，地黄、丹皮、水牛角、白薇、芦茅根凉血解毒退虚热，白术、半夏、生谷麦芽、甘草健脾和胃助化源。二阶段治疗时，胃气已和，纳谷得增，神色好转，脉细，舌红退转淡，又伴见足底痛、指关节痛，故减芦根、半夏，加熟地黄、当归、龟甲以补血固精，忍冬藤、秦艽祛风通络。三阶段治疗时，面色少华，膝酸，指痛见于活动时，舌苔淡白，脉细数，故减凉血之品，加益气补血和络之黄芪、阿胶、寄生、鸡血藤、川芎、茯苓。至此共服中药调治八个多月而收功。

例10 刘某，女，46岁。2013年12月22日初诊。

慢性萎缩性胃炎，曾行胃黏膜修复术。历时两三年，拒进粥饭，以果汁、米浆替代。刻下：形体瘦弱，脘痛时作、喜按，不知饥、食后胀，口苦，烘热，肢冷，夜不安寐，更衣干结。近月来，经期紊乱，经量稀少。脉左寸虚，余部细软，前半舌嫩红，颧部疮发。治以益气血、调营卫、健脾土、安神志。

炒党参10克　北沙参10克　炒白术10克　茯苓10克　炙甘草6克　桂枝1.5克　生白芍10克　炒黄连3克　炒枣仁10克　当

归10克　蒲公英15克　木香6克　绿梅花4.5克　生黄芪10克　淮小麦30克　14剂。

二周后，腹胀、口苦、烘热除，知饥，纳增，寐加，便畅。经行第四天，量适中，面疮隐退。前方减桂枝，加苏梗10克，再进14剂。见效明显，守方续进。前后调治二月，诸症消除，临床治愈。

【按】萎缩性胃炎日久年长，胃受纳功能骤减，气血化生不足，累及他脏。又逢女子更年期，诸症相继出现。辨证为：脾胃虚弱，气血失和，心胆郁热，神失所养。拟四君子健中焦脾胃以复化源；加黄芪、当归、白芍，以增强益气养血功能；桂枝伍白芍，调和营卫；淮小麦配炙甘草，养心缓急；黄连合枣仁，清火安神；蒲公英配木香，清胃热、理胃气；北沙参佐梅花，养胃阴、和胃气。投以小剂量缓图，避用大剂补气之品，防虚不受补，反致壅中。大剂行气之药，耗散正气，胃气更虚。遵循《内经》之旨"治中焦如衡，非平不安"。

案例11　袁某，女，42岁。2017年3月7日初诊。

右额角痛十余年，每隔一月左右发作一次，作时喜静卧，痛甚则泛恶，近二月来加重，已发三度，又伴不寐。形体稍丰，脉细弦，苔白薄腻。脉症合参，良由痰湿阻遏清阳，络脉瘀滞不通之故，治以化痰浊、升清阳、平肝风、通络脉。

姜半夏12克　茯苓12克　陈皮6克　生甘草3克　白芷10克　蔓荆子10克　天麻9克　钩藤15克　煅石决明30克（先煎）　神曲12克　蜈蚣一条　川芎12克　炒白术10克　合欢皮15克　夜交藤30克　7剂。

二诊：周来头痛未作，夜寐增，续进。

三诊：今头痛又作两三小时，方减蜈蚣，加全蝎2.5克（研吞）。

四诊：前一日头痛持续五六小时，稍休息至夜缓解，脉细苔白，血压一度上升：145/105毫米汞柱。上方减甘草、夜交藤、合欢皮、蔓荆子、全蝎，加葛根15克，益母草30克，防风6克，地龙10克。

五诊：药后头痛未发，血压降至毫米汞柱，方加罗布麻10克，尔后续进二周以资巩固。

【按】该患头痛历时十余年之久，证属内伤头痛。缘由痰湿阻遏，络脉失和，肝阳偏亢，清阳少升之故。故用二陈化痰和胃，加白术以增运脾健胃之功，白芷、蔓荆子除湿通窍，天麻、钩藤、石决明平肝潜阳，川芎、合欢皮、夜交藤活血通络安神，蜈蚣、全蝎息风通络止痛。后期出现血压偏高，予方增减；加升清降浊之葛根、清肝降逆之益母草、潜下活络之地龙、平肝降压之罗布麻、祛风抑肝之防风。十余剂后血压降至正常，年久之头痛得愈。

例12 李某，女，72岁。2013年7月5日初诊。

素有眩晕。水不涵木，肝风内动，四肢抽搐，牙关紧闭，时时而作，已三日，难以忍受。日前曾发口疮。脉细弦，舌红，予以养阴平肝、息风止痉法。

生地黄24克　炒丹皮8克　生白芍15克　天麻9克　钩藤15克　生石决明30克（先煎）　炒神曲10克　羚羊角片2.5克（先煎）地龙10克　桑叶10克　菊花8克　怀牛膝12克　夜交藤30克

服一剂缓解，二剂后风动之症得宁，七剂愈。

【按】叶天士谓："肝为风木之脏，体阴用阳，其性刚，主动，主升，全赖肾水以涵之、血液以濡之、肺金清肃下降之令以平之、中宫敦阜之土气以培之，则刚劲之质得为柔和之体，遂其条达畅茂之性。"李患年逾古稀，肾阴亏损，肝木少养，虚风内动，故见四肢抽搐，牙关紧闭，方用：生地、丹皮、生白芍养阴柔肝；天麻、钩藤、石决明平肝潜阳；桑叶、菊花、羚羊角凉肝息风；地龙、牛膝、夜交藤舒筋通络。药后，阴复、风静、络和，风动之恙息宁。

俞凡先

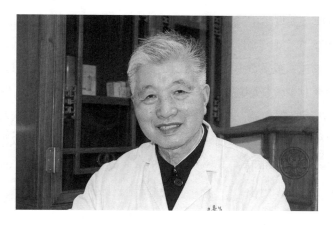

从医格言： 学尊仲景，衷中参西，勤耕杏林不息。

俞凡先（学名俞万钧），男，1937年6月26日出生于教师家庭，汉族。浙江省桐庐县横村镇双溪村人，祖籍为横村镇后岭村。

1958年桐庐中学高中部二年级肄业后，曾担任代课教师，执教于横村镇小学和钟山初中。因受舅父袁复初老中医影响，辞去教职，于1961年开始跟师学习中医，期间曾受到滕兆祥、胡仲翊、盛梅亭等多位知名中医师指教，深受"恽铁樵函授学社"的学术思想影响。

学医时正值"大跃进"运动，白天要参加农业生产，晚上才有时间学习，所以学习条件非常艰苦。1967 年，参加第一批"赤脚医生"培训，结业后开办村卫生室，既做防疫工作，又为群众治病。在此期间，又认真学习中医学院二版教材，并做了不少学习笔记，从而提高了理论水平，以此指导临床，治好了不少疑难病症，得到群众信任，远近求治者渐多。

1979 年 7 月 21 日，参加全国中医药人员招贤选拔考试，取得优秀的成绩，成为全民编制的中医师，分配到横村中心卫生院。后调钟山乡卫生院任副院长，1983 年调任凤联乡卫生院院长，1984 年8 月调九岭乡卫生院。1988 年考取中医主治医师。1991 年调回横村中心卫生院。1994 年参加全省专业技术职称副高级考试，取得合格证。1997 年 6 月退休后，接受返聘 8 年之久。2005 年受聘于桐庐济民康复中心专家门诊，于 2007 年受聘于桐君药祖国医馆。

一、主要成果

担任乡医院领导职务时，重视中医中药业务，如在凤联乡卫生院时，利用中药房的优势和原有群众基础，很快使就诊人数增加，医院面貌大有改善，收入也逐渐增加，最终使医院扭亏为盈。后来在九岭乡卫生院和横村中心卫生院工作时，努力使中医科和中药房改变面貌，达到新的高度，工作成绩曾被县卫生局领导肯定。1992年被评为局级先进工作者。

自桐庐中医药学会成立起，被选为理事和副秘书长，协助秘书长许子春工作，组织学术交流和中医经典温课、编辑会刊等，直至退休。在该学会所做的工作，获得会员和县科协的肯定，1985 年、

1986年、1987年连续三年被县科协评为学会工作积极分子，1989年、1990年连续两年被评为优秀会员。

自1979年招贤考进入医院起，一直忙于业务，没有进修机会，于是订阅许多中医类报刊和购买名家著作，坚持每天晚上学习并做好学习笔记，总结临证成功心得，每年为中医学会撰写论文，与同道交流心得经验。其中《白虎承气汤治温病高热举隅》获得1986年度县级优秀论文一等奖，《胃下垂的诊治体会》获得1991年度县级优秀论文三等奖，《蒲公英治胃一得》获1992年县级优秀论文三等奖（该文曾被《中医杂志》刊出）。历年来在各类中医杂志发表论文十余篇。并以张仲景"勤求古训，博采众方"的名言作为座右铭，做到老，学到老，为更好地解决患者的疾苦，坚持学习提高。

二、学术思想

1. 治外感遵《伤寒》，兼参叶、薛、吴、王，师法俞根初

中医外感病学，源自《内经》，由汉·张仲景《伤寒论》奠定基础，此后历代医家皆有创新，至清代经喻嘉言、叶天士、薛生白、吴鞠通、王孟英、余师愚等众多医家的创新性研究，使中医外感病学渐趋成熟。此后，在清代至民国时期，中医外感病学的发展史上，出现了伤寒学派和温病学派之争鸣，也出现了统一伤寒与温病辨证体系的呼声，此期绍兴名医俞根初著《通俗伤寒论》，是寒温统一之先行者，主张拓宽《伤寒论》六经的内涵，集寒温两派之精髓，创寒温统一之六经气化辨证体系，制订方剂101首，被称为"四时感症之诊疗全书"。该书此后又经徐荣斋重订，去芜求精，更加完善。

1979 年在杭州购得徐氏重订之《通俗伤寒论》，拜读之后，于临床中获益匪浅，常用俞氏之方获取显效。因而主张治外感病，尊仲景《伤寒论》六经辨证，兼参温病学派，卫气营卫与三焦辨证之长，不守一家之言，临床择善而从。我治外感热病，于接诊之初就给予实验室检查等西医诊断手段，明确其是否有传染性，避免误诊。用中药治疗，首先辨其病情轻重。对于感冒一类轻症，治以轻清透邪之剂，但用药剂量不主张太轻。虽然普通感冒和流行性感冒，其病位在上焦，应遵《温病条辨》"治上焦如羽，非轻不举"的原则，但认为所谓"轻"，非指药量之轻，而是指选用具有轻灵透邪功能的、质轻的药物，如荆芥、薄荷、苏叶、银花、连翘之类来治疗，况且现在中药的质量不比古代，如果剂量太轻，就会影响疗效。至于治疗急重疫病，主张中西两种疗法联用，以求尽快控制病情。对于因病毒感染引起的急性传染病，治疗应以中药为主，但并不墨守叶天士《温热论》之说，按卫气营血次序选药组方，因为这类传染病变化迅速，所以处方应预测病情演变，多法联用，主药应重投，且不宜按一日服一剂的常规治法，否则不能控制其病情发展。

2. 治杂病宗《金匮》，兼习李、朱、张、傅，尤重王清任

《金匮要略》是张仲景《伤寒杂病论》的杂病部分。所谓杂病，是指除伤寒以外的各种疾病。该书以脏腑病机的理论分篇，包括内、外、妇产、口腔等科病患 44 种，正文有方剂 226 首，附方 26 首，并创"治未病"的具体方法是"见肝之病，知肝传脾，当先实脾"的理论以及"千般疢难，不越三条……"的三因致病学说。

我学医之初，袁师示陆渊雷《金匮要略今释》一书，并选讲部分重要内容，要求我将书中方剂分类选抄，谓可备今后临床参考。我在农村行医时，曾用大黄牡丹汤、薏苡附子败酱散治愈多例急性阑尾炎和阑尾脓肿，用茵陈蒿汤加味治愈众多甲型黄疸肝炎，也曾用麻黄附子汤合防己茯苓汤治愈重症肾病水肿患者，获得群众好评，也提高了用经方治病的信心。

李杲，号东垣。创脾胃学说，重视补元气，降阴火，制补中益气汤等方，调补脾胃气虚，具有"甘温除热"之效；又其所制普济消毒饮，是金元时代救治瘟疫的良方，至今仍为临床所用。我治内科杂病，立法、选药、组方，习惯应用经方为主体，并参考历代名家及近代名师经验。内科杂病，多虚实夹杂之证。补虚常师法东垣、景岳，从脾、肾入手，因脾为后天之本、肾为先天之本。我曾用补中益气汤治疗老年患前列腺增生发生尿闭者，经导尿无法根治而用大剂补中益气汤加味治疗而收良效；又曾用普济消毒饮治疗流行性腮腺炎而取效。

朱震亨，字丹溪。创"相火妄动为害"学说，主张滋阴以抑火，是滋阴派的代表者，所创大补阴丸，至今仍为治阴虚火旺证的良方。又朱氏为治疗湿热下注导致痿痹所创的二妙散，是临床常用之良方。我常用二妙散加味治疗湿热痹，以及妇女湿热带下取效显著。

张介宾，号景岳。张氏为明末医林大师，创制大补元煎、右归饮（丸）、左归饮（丸）等名方。张氏名论"善补阳者，必于阴中求阳，则阳得阴助而生化无穷；善补阴者，必于阳中求阴，则阴得阳助，而源泉不竭"至今仍为医林所尊。我曾师法景岳，治疗男科顽症，取得佳效。

傅山，字青主。傅氏治妇科，重视脏腑、奇经理论，尤其是肝脾肾三脏及冲任督带脉对妇人生理病理的影响，创制了妇科良方124首。我治妇科疾病，常参考《傅青主女科》，从理血入手，因经带胎产常致阴血不足，故重视养血，处方习惯以四物汤为基础。又因气为血之帅，血为气之母，气滞可致血瘀，气虚可致血脱，气逆可使血妄行，故理血之时，亦关注治气。

王清任，字勋臣。王氏著《医林改错》一书，在重视脏腑解剖研究的基础上，强调气血在人体发病中的重要作用，提出"补气活血""逐瘀活血"等治病方法，创立了一系列活血化瘀效方，如通窍活血汤、血府逐瘀汤、膈下逐瘀汤、少腹逐瘀汤、身痛逐瘀汤、补阳还五汤等名方。我师常以王氏方治疗疑难顽症取效，我亦师法王氏经验，形成了喜重用黄芪配伍桃仁、红花治病的处方风格。

三、临证经验

我从业中医已五十余年，临证处方习惯以仲景学说为基础，选用后世各家学说，借鉴近代名家大师的研究成果，择优而用，并不忘参考西医学的理论。今介绍治验数则于下：

1. 流感高热，阳明腑实，白虎承气汤建功

邵某，男，29岁。1989年3月16日初诊。

家属代诉：发热5天，加重10小时。

病史：患者5天前开始，鼻塞流涕，怕冷发热，头痛咽痛，全身乏力，赴某医院诊为"感冒、扁桃体炎"，予门诊输液，并口服速效感冒胶囊、板蓝根颗粒，用药3天未愈。昨晚10时左右又突然寒

战，继而发高热，头痛昏沉，全身肌肉酸痛，咽痛，咳引胸痛，口渴引饮，无汗。今晨家属抬送来院门诊，并云昨晚有时胡言乱语，大便已三天未解。

检查：体温40℃，血压110/65毫米汞柱。急性热病容，精神软，神志清。查咽喉充血，扁桃体红肿。听诊：两肺呼吸音较粗，未见湿啰音和哮鸣音；心率110次/分，律齐。腹诊：腹软，肝脾未扪及，左下腹拒按。

实验室检查血常规：白细胞10.2×10⁹/L，中性粒细胞45.2%，嗜酸性粒细胞未见，嗜碱性粒细胞0.6%，淋巴细胞47.2%，单核细胞7.2%。

胸部X线检查：双肺野可见散在性絮状阴影。

舌脉特征：舌质红，苔黄腻，脉象浮滑而数。

诊断：时行感冒（流感）；风热犯肺，热结阳明证。

治疗：（1）收住院，予补液等常规治疗。

（2）中药：清热透邪，泻阳明热结，白虎承气汤加味。处方：

生石膏（打碎）50克　知母18克　生大黄12克　玄明粉10克（冲）　芦根30克　生甘草6克　连翘15克　薄荷6克（后下）蝉蜕6克　白僵蚕10克　全瓜蒌12克（杵）　杏仁10克（杵）　板蓝根30克　2剂。

水煎，每剂分2次服。嘱每隔4小时服一次。

治疗经过：昨日连服上药二剂后，今晨解出燥结大便，自觉热退神清，但尚有咽痛，并咳出黄痰。查体温36.8℃。原方减去玄明粉，加浙贝母、金果榄各10克。3剂，每日服1剂。药后诸症改善，要求出院，复查血常规正常。予调理中药 7 剂，并嘱注意休息，饮食清淡，忌荤腥，避风寒。

【按】流行性感冒是由流感病毒引起的急性呼吸道传染病，起病急骤，全身中毒症状可有畏寒、高热、头痛、全身肌肉酸痛等，上呼吸道症状有鼻塞流涕、干咳、咽痛等。以全身症状重于呼吸道症状为特点，血常规检查以白细胞计数和中性粒细胞减少（合并细菌感染者可增高）、嗜酸性粒细胞消失、淋巴细胞相对增加为特征。本病常流行于冬春季，潜伏期一般为 1～3 天。可根据临床症状特征分为普通型、肺炎型、中毒型三种类型，也有出现胃肠型者。

本病属于中医"时行感冒"范畴，乃因风寒、风热、暑湿等外邪侵袭，肺胃受邪所致。临床辨治首分属寒属热，初起以"辛温解表"和"辛凉解表"两大治法施治，随着病情发展，或传肺或传胃，重症可逆传心包或损及营血，因而又需分辨病位之表里，病情之邪正虚实而施治。

本案患者因全身中毒症状较重，而又发病于流行季节，经血常规检查和胸部 X 线检查，均支持"流感"中毒型之诊断。又据发热重、恶寒轻、头痛昏沉、全身肢体酸痛、无汗、口渴引饮、鼻塞咽燥痛、咳引胸痛、大便秘结、舌红苔黄腻，脉象浮滑而数的临床特征，按中医理论，诊为时行感冒重病，风热犯肺、热结阳明证，立法清热透邪、泻阳明热结，方选俞根初《通俗伤寒论》白虎承气汤加味，取得便通热退之良效。

白虎承气汤是绍派名医俞根初，为治胃腑结热之证，选《伤寒论》白虎汤与调胃承气汤联用，具有"一清胃经之燥热，一泻胃腑之实火"的功能。我治各种外感热病，有胃腑结热者，常选本方，取效皆佳。

方中加用薄荷、连翘、蝉蜕，是学习张锡纯的经验，《医学衷中参西录》云："……至传经已深，阳明热实，无论伤寒、温病皆治以白虎汤。而愚用白虎汤时，恒加薄荷少许，或连翘、蝉蜕少许，往往服后即可得汗。"加用白僵蚕，因僵蚕、蝉蜕与大黄联用，是取杨栗山《伤寒温病条辨》之升降散之义。国医大师朱良春，以僵蚕配蝉蜕为除温热疫毒之经验药对。加用全瓜蒌、杏仁是参考吴鞠通《温病条辨》宣白承气汤之经验。又加用芦根取其清热生津，加用板蓝根是取其有抗病毒之功能。全方组成既符合患者病情，而用药皆参考名师之经验，故药后即获佳效。

2. 慢性萎缩性胃炎，公英理胃汤治愈

葛某，女，57岁。2010年3月26日初诊。

主诉：胃脘胀痛，时轻时重近10年，加重1月余。

病史：患者胃脘胀痛隐隐，胀连两胁，牵引背部，时有嘈杂、嗳气，但不泛酸，纳呆，乏力，手足怕冷，常有便溏。病已近10年，中西药治疗未能痊愈。近1月来，因情怀抑郁，胃脘胀痛加重。

检查：T 36.5℃，BP 90/60毫米汞柱。面色萎黄，形体消瘦。听诊：心肺正常。腹诊：上腹部平软，按之有隐痛，无反跳痛，肝脾未及。

实验室检查：红细胞 3.2×10^{12}/升，血红蛋白98克/升。

胃镜检查：①慢性浅表萎缩性胃炎；②中度肠上皮化生；③胃窦部浅溃疡；④ HP（＋）。

舌脉特征：舌质暗淡，舌边齿痕，苔薄黄而腻，脉弦细涩弱。

诊断：胃脘痛、胃痞满（慢性萎缩性胃炎、中度肠化、幽门螺杆菌感染）。

辨证：肝郁脾虚，湿热瘀毒损及胃体。

治法：清胃热、除湿毒以驱邪，疏肝健脾补气血以扶正，邪正兼顾，复方施治。

方药：公英理胃汤加味。

处方：柴胡10克　麸枳壳10克　赤白芍各15克　炙甘草5克　苍白术各15克　茯苓15克　广木香10克　乌药10克　炮干姜10克　炒川连10克　丹参30克　砂仁5克（后下）　蒲公英30克　党参30克　姜半夏10克　佛手10克　7剂。

水煎二次，取汁600毫升混匀，分三次，饭后1小时温服。忌食辛辣腌制食物，忌食荤腥不易消化食物。

4月2日二诊：服上方后，自觉脘胀、隐痛、嗳气均减轻。上方减砂仁、姜半夏，加绿梅花6克，莪术30克。7剂。

4月10日三诊：服上方后，脘胀、隐痛、嗳气等症继续缓解，但尚感乏力，大便虽成形，但有黑色便。守方加减。

柴胡10克　麸枳壳10克　赤白芍各15克　炙甘草5克，苍白术各15克　茯苓15克　党参30克　生黄芪30克　丹参30克　莪术30克　蒲公英30克　仙鹤草30克　广木香10克　佛手10克　绿梅花6克　白及10克　7剂。

4月18日四诊：患者服药21天，自觉脘腹已舒，饮食正常，大便成形，已无黑便，唯尚易疲劳。守方继服7剂。

患者询问：如脘腹舒服是否可停药？我告诉患者，脘腹舒服，不等于胃病已治愈，必须治疗 6 个月，胃镜检查正常，才可以停药。

守方随证情加减用药至 8 月 23 日。胃镜复查：胃黏膜未见炎症，胃窦浅溃疡未见，肠化未见，HP(–)。血常规：红细胞 4.5×10^{12}/升，血红蛋白 120 克/升。为临床治愈，嘱改服中成药养胃颗粒和胃复春片以巩固。随访三年未复发。

【按】慢性胃炎是胃黏膜上皮受到各种致病因素引起的慢性炎症和萎缩性病变。根据胃镜检查，分为浅表性胃炎和萎缩性胃炎。慢性胃炎病程中，若出现重度肠上皮化生或不典型增生者，被认为是胃癌前期。

中医学治疗慢性胃炎，可按不同的症状或体征，分属于"胃脘痛""痞满""嘈杂""吞酸"等范畴进行辨证施治。我在临证中体会，这些症状，都是胃病过程中出现的不同表现，难以绝对划分，应予综合考虑。

中医典籍中，关于胃病治疗方剂众多，我受业师影响，治胃病习惯以《伤寒论》四逆散为基本方。重用蒲公英治胃炎，是我在做赤脚医生时发现的单验方。曾治疗一例乳痈患者，重用蒲公英，既治好了乳痈，也治好了多年的胃病。此后治胃病，常以蒲公英加入辨证处方中，并以蒲公英合四逆散组成治疗慢性胃炎的基本方——公英理胃汤。方中蒲公英需重用，一般宜用 30 克以上，其余四味药则根据病情需要增减剂量，方中枳实可改用枳壳，以利理气宽中消胀。

本例患者，病史近 10 年，胃镜检出萎缩性胃炎，中度肠化，胃窦部浅溃疡，HP（＋），而且贫血，体质虚弱，病情复杂，故施治需辨证加味以增效。加党参、苍白术、茯苓、干姜，因患者有纳呆、乏力、便溏、肢冷、舌边齿痕、脉细弱等四君子汤、理中汤证；胀满较甚，故加木香、乌药、砂仁、佛手，助枳实以理气消胀；嘈杂、嗳气、舌苔薄腻而黄，故加半夏、川连、干姜，仿半夏泻心汤，以辛开苦降；又因久病入络，且舌质偏暗，脉见弦涩，故重用丹参以活血化瘀，且《神农本草经》谓丹参有"主心腹邪气""破癥除瘕"之效，有利于消除"肠上皮化生"，而且《时方歌括》"治心胃诸痛"的丹参饮，即由"丹参一两（30克），檀香、砂仁各一钱半（6克）"组成。如此加味选药，基本符合患者病情，故服药后取效明显。二诊时因脘胀、嗳气均减，故去砂仁、姜半夏，以防过用温燥之品，改用微酸涩性平，具有开郁和中化痰之效的绿梅花；加用莪术活血行气消癥，因药理研究有抗癌作用，助丹参消除肠化。三诊时因病情继续缓解，故减去干姜、川连、乌药，增入黄芪，助党参以增效，且有参考国医大师朱良春，以黄芪、党参与蒲公英、莪术联用治萎缩性胃炎的经验（见《新中医》1986年2期）；加用仙鹤草、白及，是因患者有胃窦部浅溃疡，且大便色暗黑。

3. 高尿酸痛风性关节炎，三金四妙五苓汤显效

刘某，男，28岁。2017年9月9日初诊。

主诉：脚踝关节疼痛，反复发作2年余，复发3天。

病史：患者于两年前某晚，同朋友聚餐饮酒，后半夜醒来，发现左脚大趾关节及踝关节红肿疼痛。次日赴医院诊治，经查血尿酸增高，血沉也高，诊为痛风、高尿酸血症。服秋水仙碱3天，脚痛

即止，因肠胃有反应，改用非布司他片，每天服 2 片。但过劳或饮酒仍要复发，也有肾区痛、脚痛的情况，病已两年余。近 3 天来，右踝关节又肿痛，服西药见效不大。今日来要求试服中药。

检查：患者形体丰肥（体重 180 斤），啤酒肚，查血压 125/82 毫米汞柱，双脚踝红肿，有压痛。外院检查单示：血沉 25 毫米 / 小时，血尿酸 650 微摩尔 / 升，甘油三酯 5.86 毫摩尔 / 升，空腹血糖 6.8 毫摩尔 / 升。X 片示：左踝关节有部分不规则缺损灶。肾脏 B 超示：左肾区可见尿酸结晶。询知大便常溏，小便常浑浊不清，易疲倦。舌质暗红，苔薄黄腻，脉象弦滑。

诊断：痹病。湿热内蕴，关节痹阻。

治法：清热利湿，宣痹通络。

方药：自拟三金四妙五苓汤加减。

制苍术 15 克　川黄柏 15 克　生薏苡仁 30 克　川牛膝 30 克　炒白术 15 克　茯苓 30 克　泽泻 30 克　桂枝 10 克　金钱草 30 克　海金沙 15 克（包煎）　生鸡内金 15 克　车前子 30 克（包煎）　土茯苓 30 克　汉防己 15 克　威灵仙 15 克　泽兰 15 克　炒莱菔子 30 克　7 剂。

煎服法：每日一剂，水煎 2 次，取汁 600 毫升，混匀，分 3 次，饭后 1 小时温服。

嘱忌饮酒，忌食辛辣荤腥。

9 月 16 日二诊：前诊服中药后，第 3 天起，脚痛未发，小便量多，大便正常。效不更方，予原方 7 剂。

9 月 23 日三诊：病史如前，脚痛未发，近日大便较艰，尚感乏力。舌质暗淡，苔薄腻不黄，脉弦滑重按无力。予原方加减，调整药量。

处方：制苍术 15 克　川黄柏 10 克　生薏苡仁 30 克　川牛膝 30 克　生白术 30 克　茯苓 15 克　泽泻 15 克　桂枝 10 克　金钱草 30 克　海金沙 15 克（包煎）　生鸡内金 15 克　土茯苓 30 克　威灵仙 15 克　生黄芪 30 克　汉防己 10 克　虎杖 30 克　炒莱菔子 30 克

7 剂，煎服法同前。

9 月 30 日四诊：病史如前，脚痛未发，大小便正常，精神体力均佳。查血尿酸 418 微摩尔 / 升，血沉 8 毫米 / 小时。告知病已临床治愈，但尚需继续服药，以恢复受损关节之骨组织。此后守三诊方继服 1 个月后，再次复查血尿酸、血沉皆为正常而停药。随访半年未复发。

【按】痛风是因长期嘌呤代谢紊乱引起血中尿酸过高，并沉积于关节、软组织、软骨、骨骼、肾脏等处而引发的疾病。临床可有无症状高尿酸血症、急性痛风性关节炎、间歇性发作或慢性痛风石性关节炎，甚至出现痛风性肾病。发病的先决条件是高尿酸血症，尿酸生成过多或排出过少，都可以使血浆中尿酸超标而致病。

根据本病临床关节红、肿、热、痛反复发作，关节活动不利的特点，可归纳于中医"痹病"中之"湿热瘀痹"范畴辨证施治。

"痛风"病名，起源于我国金元时期。朱丹溪在其著作中明确提出痛风病名，并创二妙散和上中下通用痛风方来治疗。朱氏所谓之痛风，泛指"四肢百节走痛"，西医学中之痛风性关节炎是专指血尿酸过高引起的关节炎。虽二者有所区别，但朱氏所创之二妙散通过加味可用治高尿酸血症之痛风性关节炎。《医学正传》在二妙散中加川牛膝，称三妙丸;《成方便读》更加薏苡仁组成四妙丸，其功效更胜。

用中医理论分析，高尿酸血症引发之痛风，乃浊毒留滞经脉，郁毒化热所致，虽名为"风"，其实并非风邪致病。病因恣食膏粱厚味，加之脾肾功能紊乱，脾失健运，升清降浊无权，肾乏气化，分清泌浊失司，于是水谷不归正化，浊毒随之而生，滞留血中，终至瘀结关节为患。故治宜清热利湿泄毒、活血通络蠲痹，常用自拟三金四妙五苓汤治疗取效。

本方乃由前辈岳美中治尿路结石验方中之三金（金钱草、海金沙、鸡内金），与朱丹溪二妙散加味之四妙丸（苍术、黄柏、薏苡仁、川牛膝）、《伤寒论》之五苓散（泽泻、猪苓、茯苓、白术、桂枝）合用，并以土茯苓代猪苓（土茯苓利关节，又能清热利湿解毒，更适合治痛风）组成。如此组方，主要目的是降尿酸，临床应用可辨证加味以增效，如痹痛较剧者，可加威灵仙、汉防己等，久病气虚者，重用生黄芪等。

本例患者，辨证符合湿热瘀痹，故选三金四妙五苓汤加味。因其痹痛，故加汉防己、威灵仙、泽兰；因形体丰胖，血脂高，小便浑浊，肾脏结晶，故加车前子以清热利水、莱菔子以消脂化石。药后痛减，但大便艰、乏力，故去车前子、泽兰，川柏、茯苓、泽泻、汉防己减量，倍加白术用生品，既健脾又润肠，更加生黄芪30克以益气，虎杖30克以通利，使更符合症情之变化，故三诊后即取得痛除，血沉、尿酸降至正常之疗效。此后患者能坚持继续服药，并戒酒，不恣食荤腥发物，终于治愈缠绵二年余之顽疾。

4. 血栓闭塞性脉管炎，芪归四逆活络汤取效

应某，男，28 岁，已婚。1997 年 12 月 29 日初诊。

主诉：左脚患脉管炎反复 3 年余，加重 3 个月左右。

病史：患者 3 年前因严冬涉水，冻伤双脚，尤以左脚为甚。因未重视治疗，以致出现左下肢发凉、疼痛、麻木，小趾紫暗溃烂不愈。赴杭州医院治疗，被诊为血栓闭塞性脉管炎。经治左脚小趾溃烂虽愈合，但左脚发凉、麻木、刺痛、跛行仍存在。3 月前左脚背突发剧痛，随后在次趾、中趾及其相邻脚背出现紫红瘀斑，跛行、刺痛加重，夜难成眠。曾服中药未效，而西医建议截肢，因不愿手术，经人介绍，抬来我处求治。

检查：体温 37.8℃，血压 115 / 65 毫米汞柱，心率 60 次 / 分，律齐。

患者形体偏瘦，面色萎黄，神情痛苦，间歇跛行。左脚小趾坏死萎缩，次趾、中趾暗紫肿胀欲溃，左脚踝肿痛，左脚背动脉未触及，小腿内侧静脉曲张，左脚下垂时肤色紫暗，抬高时苍白。舌质暗苔腻偏黄，脉象弦细涩稍数。

已做甲皱微循环检查、多普勒超声检查，确诊为血栓闭塞性脉管炎 II 期 I 级，并排除其他周围血管病。

诊断：脱疽病。阳虚气弱，瘀阻脉络，化热欲溃。

治法：扶阳益气以治本，化瘀解毒以治标，重剂祛沉疴。

方药：芪归四逆活络汤合四妙勇安汤、仙方活命饮加减。

生黄芪 50 克　　当归 50 克　　桂枝 15 克　　赤白芍各 30 克　　炙甘

草 10 克　丹参 30 克　炙乳香 10 克　炙没药 10 克　川牛膝 30 克　金银花 30 克　玄参 30 克　桃仁 15 克　红花 10 克　炮穿山甲 10 克　皂角刺 30 克　浙贝母 10 克　陈皮 10 克　川黄柏 15 克　制苍术 15 克　郁金 15 克　炙全蝎 5 克　蒲公英 30 克　地鳖虫 10 克　3 剂。

煎服法：每剂药水煎 3 次，取药液混匀，分 4 次温服，日夜连服，每隔 4 小时服 1 次。

1998 年 1 月 2 日二诊：连服前方 3 剂后，自觉左脚刺痛缓解，夜能安寐。效不更方。并嘱必须戒吸香烟，忌食鱼腥发物。

1998 年 1 月 12 日三诊：服药 10 剂后，左脚背红肿开始消退，疼痛缓解，但尚有阵发性刺痛，昨晚睡醒左脚小腿后侧腓肠肌痉挛。治守原方加舒筋通络之品。原方去苍术，加木瓜 15 克，忍冬藤、伸筋草各 30 克。7 剂。煎服法同前。

1998 年 1 月 19 日四诊：病情继续缓解，夜能安寐，左脚腓肠肌未再发生痉挛。此次自行来复诊。三诊方中减去木瓜、伸筋草，炮穿山甲改用 5 克，研细粉分吞。7 剂。煎服法同前。

1998 年 1 月 26 日五诊：病情继续缓解，守四诊方，7 剂。隔日服 1 剂。

1998 年 2 月 10 日六诊：病史如前，阵发性刺痛逐渐稀少，跛行亦改善，但下肢仍怕冷，近日胃纳欠佳。四诊方减去乳香、没药，桂枝改用 30 克，加北细辛 5 克，制附片 10 克（先煎 30 分钟），土茯苓 30 克，鸡血藤 30 克。7 剂，每日 1 剂。

1998 年 2 月 17 日七诊：患趾刺痛及跛行日减轻，脚背皮肤瘀紫也有较大减退，但下肢仍怕冷，行动乏力，近三天来大便偏稀，日解 3 次。守方加减：生黄芪 50 克，当归 15 克，川桂枝 30 克，炒赤白芍各 30 克，炙甘草 10 克，丹参 30 克，郁金 15 克，川牛膝 30 克，桃仁 10 克，红花 10 克，制附片 15 克（先煎 30 分钟），北细辛 5 克，炮干姜 10 克，炒苍白术各 15 克，茯苓 30 克，炒薏苡仁 30 克，广木香 10 克，陈皮 10 克，炮穿山甲 5 克（研粉吞），皂角刺 30 克，鸡血藤 30 克，忍冬藤 30 克。7 剂。

1998 年 2 月 24 日八诊：左脚趾刺痛及跛行继续改善，下肢怕冷亦减轻，大便已成形，但中趾及次趾根部仍有瘀斑。守方加减，加用外治法。①内服药：生黄芪 50 克，当归 30 克，怀牛膝 30 克，炒薏苡仁 30 克，苍白术各 15 克，茯苓 15 克，桂枝 30 克，赤白芍各 30 克，制附片 15 克（先煎），炙甘草 10 克，丹参 30 克，桃仁 10 克，红花 10 克，炙水蛭 5 克，鸡血藤 30 克，忍冬藤 30 克，猫人参 30 克，炮穿山甲 5 克（研吞），皂角刺 30，蒲公英 30 克，广木香 10 克。7 剂，隔日服 1 剂。②外治药：苏木、艾叶各 30 克，红花、川乌、细辛各 15 克，冰片 5 克（另兑）。加水 3000 毫升，水煎 30 分钟后取药液趁热兑入冰片，先熏脚，待水温适宜再行浸泡。每剂药用 2 天。

自 1998 年 3 月 12 日九诊至 1999 年 4 月 8 日第十八诊止，皆按八诊方加减，内服外洗，隔日一剂或隔二日一剂，又服药 70 剂。后赴杭州原诊医院复查，各项指标正常而停药。随访三年未复发，并且身体强健。

【按】血栓闭塞性脉管炎，是一种周围血管的慢性闭塞性炎症疾病，伴有继发性神经改变，主要发生于四肢的中、小动脉和静脉，尤以下肢发病为多。其临床特点为患肢缺血、疼痛、间歇性跛行，受累动脉搏动减弱或消失，伴有游走性血栓性浅表静脉炎，严重者有肢端溃疡或坏死，日久不愈，可危及生命。

中医学治疗本病，可参考"脱疽"进行辨证施治。

中医学认为"脱疽"的发病以脾肾亏虚为本，寒湿外伤为标，气血凝滞，经脉阻塞为主要病机。临床分五型进行辨证论治：①寒湿阻络证，治以温阳散寒、活血通络，方选阳和汤加减；②血脉瘀阻证，治以活血化瘀、通络止痛，方选桃红四物汤加味；③湿热毒盛证，治以清热除湿、活血祛毒，方选四妙勇安汤加味；④热毒伤阴证，治以清热解毒、活血养阴，方选顾步汤加减；⑤气阴两虚证，治以益气养阴，方选黄芪鳖甲汤加减。

我的经验：中药治疗本病，理论上虽可遵教材的五型辨治法，但临床所见，病情的发展变化错杂，难以绝对按型施治。主张应该根据病情的发展，按寒凝瘀阻未溃（初期即局部缺血期）、寒瘀化热欲溃（病情发展即营养障碍期）、坏死成毒溃破（病变后期即缺血坏死期）三期选药组方，较易掌握。

本案患者反复3年余，加重3个月。小趾已坏死萎缩，次趾、中趾病发欲溃，久治不愈。根据病情诊断为阳虚气弱、瘀阻脉络、化热欲溃证，经投芪归四逆活络汤合四妙勇安汤、仙方活命饮加减，重剂救治，日夜连服3剂，转危为安；继而随证加减，服49剂，病情缓解。九诊后采用间隔服药法，并结合外治熏洗，又服药70剂。前后治疗1年余，共服中药122剂，终于治愈了如此顽疾。自拟芪归四逆活络汤是由张仲景的黄芪桂枝五物汤、当归四逆汤和张锡纯的活络效灵丹合用加减组成。黄芪桂枝五物汤有益气温经、和血通痹之效，是治疗血痹的主方；当归四逆汤有温经散寒、养血通脉之功，是治疗血虚寒厥的要方；活络效灵丹是活血祛瘀、通络止痛的效方。三者合用加减成方，既温经散寒、通络止痛以治标，又益气养血扶正以固本，用治本案符合寒瘀阻络成疽，以及久病气血不足、无力疏通脉络的病情。加用四妙勇安汤、仙方活命饮是因患者左脚次趾、中趾有化热成毒、肉腐欲溃趋势。

我的体会：治疗顽疾需长期服中药时，维护脾胃运化功能是极其重要的环节。又在治疗过程中，当病情出现变化时，就必须调整治法方药。如本案例脱疽，虽然阳虚瘀阻是其基本病理，但有久病寒瘀化热成毒趋向时，就不能专持温经通络一法，必须结合清热解毒，才能控制病情发展。治疗两月后，热毒控制，则专予温经通络以治本。后来病情缓解，则采用间隔服药法，但药量不变。重剂间隔服药，较轻剂量天天服药更有疗效。在患趾无溃疡趋向时，加用外治法熏洗，也是有效的措施。

5. 滑胎后继发不孕

方某，女性，41岁，已婚。2016年9月29日初诊。

主诉：自然流产3次，继发不孕5年。

病史：患者36岁前连续自然流产3次，皆在孕二月至孕三月左右流失。此后，月经期前后不定，以提前居多，经量多少不一、色暗，夹有小血块；行经前胸闷、乳房胀痛，时有头痛；来月经后，即出现小腹疼痛，腰酸亦甚；经行不畅，需7～8天净，也有经间期阴道少量出血现象。平时常感乏力，纳呆脘痛，大便常艰。因未避孕而不孕已 5 年，多处求治未效。查丈夫精液、精子等正常。

外院诊断：痛经；子宫内膜异位症；卵巢囊肿。

现诊：患者形体瘦长，面色不华，神情抑郁。舌质暗，舌苔薄腻中光裂，脉象弦细涩弱。

末次月经 9 月 19 日，现已净。

阴道 B 超示：子宫后位，大小形态正常。子宫肌层分布欠均匀，子宫内膜厚 0.46 厘米（双层），分布欠匀。左侧卵巢旁囊性暗区 0.25 厘米 ×0.18 厘米，右侧附件区未见异常。

诊断：滑胎后继发不孕。肝郁肾虚脾弱，胞宫瘀滞，冲任失调证。

治法：疏肝益肾健脾以治本，活血化瘀以消癥积。

方药：自拟三调逍遥汤合桂枝茯苓丸加减。

柴胡 10 克　生枳壳 15 克　炒赤白芍各 15 克　当归 15 克　炒川芎 15 克　桂枝 15 克　牡丹皮 15 克　桃仁 10 克　红花 10 克　制香附 15 克　益母草 30 克　菟丝子 15 克　淫羊藿 30 克　炒川续断 15 克　紫丹参 30 克　路路通 15 克　怀牛膝 15 克　蓬莪术 30 克　白茯苓 30 克

7 剂。常规水煎，饭后 1 小时温服，每日 1 剂。

医嘱：忌食辛辣酸冷食物。排卵期忌性生活。

治疗经过：此后，患者坚持每周来复诊，我皆以上方为基础，结合月经周期变化及临床表现，加减用药。治疗三个月后，经前乳胀及痛经皆缓解，精神面貌及体质均有改善，使其树立治疗的信心。

2017 年 2 月 9 日 12 诊：春节期间忙于家务故停药 1 月。诉：

上次月经 1 月 4 日，此次月经于 2 月 1 日来，经量、色、质皆正常，经前乳房稍胀而不痛，经行第 1 天小腹略胀，腰酸不甚，经后有白带。近日大便较硬，睡眠较差。

检查：患者面色红润，精神佳，较去年初时略胖，舌红苔薄白，脉象缓滑重按尺弱。

B 超检查：子宫后位，大小形态正常，肌层回声分布均匀，子宫内膜厚 0.8 厘米（双层），分布欠匀。左侧附件区见大小约 1.6 厘米 ×1.4 厘米囊性暗区，右侧附件区未见明显异常。盆腔内未见明显液性暗区。

诊断：胞宫癥积虽除，脾肾尚弱。

治法：舒肝健脾益肾，调理气血冲任以备孕。

方药：柴胡 6 克　生枳壳 10 克　炒白芍 15 克　炙甘草 10 克　炒白术 15 克　茯苓 15 克　当归 15 克　炒川芎 15 克　制香附 15 克　益母草 15 克　丹参 30 克　红花 10 克　菟丝子 15 克　淫羊藿 30 克　炒杜仲 15 克　潞党参 15 克　生黄芪 30 克　枸杞子 15 克　路路通 15 克　制黄精 15 克　麻仁 30 克（杵）　7 剂。

此后，2 月 16 日 13 诊、2 月 23 日 14 诊，皆守此方随症加减，如大便畅通，去麻仁；睡眠欠佳，加合欢花等。

2017 年 3 月 2 日 15 诊：月经过期，诊脉缓滑。嘱查尿示 TT 阳性，显示早孕，即改用保孕防滑胎中药，并嘱其注意休息。

治法：培补脾肾气血以固胎元。

方药：自拟安奠二天寿胎汤加减。

太子参 30 克　熟地黄 15 克　炒白术 10 克　山药 30 克　山萸

肉 10 克　炙甘草 5 克　炒川续断 15 克　炒杜仲 15 克　桑寄生 15 克　菟丝子 30 克　枸杞子 15 克　制黄精 15 克　佛手 6 克　野苎麻根 30 克　砂仁 5 克（后下）

7 剂，每日 1 剂，水煎分 2 次服。

此后按上方随症加减用药，在出现恶阻反应时，去熟地黄、山萸肉，加姜竹茹 10 克，佩兰 10 克，苏梗 10 克；孕 2 月余曾感到小腹隐痛重坠，即加用炙黄芪 30 克，升麻 3 克，柴胡 6 克，炒白芍 10 克；出现便秘时改熟地黄为生地黄 15 克，加麦冬 15 克，麻仁 30 克；曾出现盗汗，即加用浮小麦 30 克，黑豆 30 克，仙鹤草 50 克，并重用萸肉 30 克。

3 月 16 日（孕 4 周左右）查血示：孕酮、人绒毛膜促性腺激素在正常范围。3 月 29 日患者赴省妇院检查，显示胎儿发育正常。又连诊二次，嘱可以隔日服药。6 月 29 日 28 诊后停药，嘱注意休息，加强营养，后足月分娩一健康男孩。

【按】患者滑胎 3 次，继发不孕 5 年。省妇院诊断：子宫内膜异位症，左侧卵巢囊肿。子宫内膜异位症的病因西医学尚未阐明，该患者的发病，与多次流产后清宫手术关系密切。

中医学治疗子宫内膜异位症，可参考"癥瘕""痛经"辨证施治。

考虑该患者，3 次流产，定与脾肾失固有关，现症经前胸乳胀痛与肝气郁结有关，痛经与宫内癥瘕有关，乃虚实夹杂、气血兼病之证。故治疗既应调治肝脾肾三脏，又需理气活血以消胞宫癥积，为备孕创条件。方用自拟三调逍遥汤合加味桂枝茯苓汤，并结合月经周期特点调整用药。

三调逍遥汤是由《局方》逍遥散、景岳柴胡疏肝散合用，再加菟丝子、淫羊藿、川续断组成。逍遥散由柴胡、当归、白芍、白术、茯苓、炙甘草为主药，具有疏肝解郁、养血健脾功能，主治肝郁血虚脾弱诸证；柴胡疏肝散由柴胡、香附、川芎、芍药、枳壳、炙甘草组成，具有疏肝解郁、行气止痛功效，主治肝气郁结诸证。我临床上常将二方合用，即在逍遥散中加入川芎、香附、枳壳以增疏肝理气之效，又在治疗兼有肾虚者，再加菟丝子、淫羊藿、川续断以补肾，使具有疏肝健脾益肾之效，故取名"三调逍遥汤"。

桂枝茯苓丸，由桂枝、茯苓、丹皮、桃仁、芍药五味中药组成，能活血化瘀、缓消癥块，是《金匮要略》治疗妇人妊娠而宿有癥病之方。其药性和缓，如用治非孕期之子宫肌瘤、卵巢囊肿、子宫内异症，常选加丹参、益母草、红花、莪术、牛膝，并改丸为汤剂，故名"加味桂枝茯苓汤"。其中丹参、益母草、莪术三药，皆重用至30克。重用莪术治子宫肌瘤是仝小林研究员的经验，他在《重剂起沉疴》中介绍："莪术乃治子宫肌瘤之特效药，一般用至30克以上可明显收效。"

该患者自2016年9月29初诊至2017年2月9日12诊的治病备孕过程中，皆用初诊方结合月经周期变化及临床表现加减：行经期以活血化瘀治痛经为主，减去菟丝子、淫羊藿，加用炒延胡、乌药、失笑散；经后卵泡期，以健脾益肾养血为主，重用当归、白芍，并选加枸杞子、女贞子、覆盆子、制黄精之类以益肾，并继续用化瘀消癥之品；排卵期则加用理气活血通络之品，如路路通、王不留行、炮穿山甲、鸡血藤之类；经前黄体期，治宜温补肾阳、益气养血，以促黄体成熟，常选加党参、黄芪、仙茅、锁阳、肉苁蓉、肉桂等，并加重化瘀消癥之品。此外治疗过程中若出现便秘时，加用火麻仁；睡眠欠佳时，加用合欢花等。

经用上述方药治疗3个月；当痛经未发，B超显示子宫内膜异位痊愈时，减去桂枝、丹皮、桃仁、莪术等化瘀消癥之品。

在2017年3月2日15诊发现患者已怀孕时，立即改用自制安奠二天寿胎汤加减以防滑胎。

安奠二天汤是傅青主治疗胎动不安之方，由人参、熟地黄、白术、山药、山萸肉、杜仲、枸杞子、扁豆、炙甘草九味药组成，立方之旨是"补先后二天之脾与肾，正所以固胞胎之气与血"。寿胎丸是张锡纯治滑胎之名方，由菟丝子、桑寄生、川续断、真阿胶四味药为基础，并结合辨证加味：气虚者加人参，大气陷者加生黄芪，食少者加炒白术，凉者加补骨脂，热者加生地黄。我临床治滑胎，习惯以此二方合用，并结合辨证加减，常获佳效。原方中人参价高，不宜长期用，我常以太子参代之；熟地黄滋腻助湿、萸肉酸敛，故加砂仁、佛手以和胃；当出现恶阻现象时，二者皆减去，并加姜竹茹、佩兰、苏梗之类；因患者有习惯性便秘，故扁豆也减去，并改用具有补脾益肾润燥之效的制黄精；阿胶价贵，可改用麦冬养阴生津；当孕2月余出现小腹重坠感时，加用黄芪及少量升麻、柴胡以益气举胎；患者曾出现盗汗，即加浮小麦、黑豆、仙鹤草，并重用萸肉，取效后即减去。此外，处方中所加用之苎麻根，是民间验方，有清热安胎之效，是我治疗先兆流产、习惯性流产必选之品。近读国医大师张志远的著作，也有用野苎麻根治先兆流产的祖传经验，可见本药之疗效获得名家的肯定。

6.男性精液不液化、精子畸形不育症治验

方某，男性，39岁，已婚。2015年6月9日初诊。

主诉：夫妻同居5年余未孕育。

病史：结婚5年余，妻子妇科检查无影响生育疾病，本人性功能正常，但一直无法使妻子怀孕。在上海大医院诊断为精液不液化畸形精子症，治疗数年无效。因患者在25岁时曾患支原体感染，经我治愈，故特来桐找我治疗。

检查：血压130/80毫米汞柱，形体肥胖，啤酒肚，阴囊常潮湿，无阳痿但偶有早泄，有时腰酸，小腹坠胀，小便热涩。舌质暗红，苔腻浊；脉象弦滑，重按两尺沉弱。

外院化验单：①前列腺液检查示白细胞（+++），卵磷脂小体少量。②精液检查示液化时间＞60分钟，白细胞12个；活动精子48%，前进精子35%，快速前进精子2.8%，优质精子0，缺陷精子率87.79%，顶体完整精子率37.79%。③衣原体、支原体、梅毒检查均为阴性。

诊断：男子不育症（精液不液化、畸形精子）；脾肾亏损，精室痰瘀、湿热阻滞证。

治法：健脾肾，化痰瘀，除湿热以利精液、精子生化。

方药：自拟精液促化汤合五子衍宗丸加减。

生熟地黄各15克　山药30克　丹皮15克　山萸肉15克　茯苓15克　泽泻15克　苍白术各15克　川黄柏15克　麦冬15

克　地骨皮 15 克　制黄精 15 克　丹参 30 克　广木香 30 克　川
草薢 30 克　锁阳 15 克　淫羊藿 15 克　菟丝子 30 克　枸杞子 15
克　覆盆子 15 克　车前子 30 克（包煎）五味子 10 克　蜈蚣 1 条

　　30 剂，水煎服，每日 1 剂，连服 5 天停药 2 天。嘱戒烟酒，饮
食宜清淡。并嘱防手机、电脑辐射以及多运动。

　　2015 年 7 月 29 日二诊：今日由患者父亲代为配药，谓儿子服
药后体质、化验皆改善，并示 7 月 24 日在上海闵行区中心医院精液
检查单：液化时间＜30 分钟，白细胞 0；快速前进精子 19.5%，优
质精子 3.46%，畸形精子率正常范围。药既生效，守方加减。初诊
方减去丹皮、地骨皮、泽泻，加桂枝 10 克，丁香 6 克，炒杜仲 15
克。30 剂，煎服法同前。

　　2015 年 11 月患者父亲来院告诉，云其媳妇已怀孕。

　　【按】本例患者不育，既因精液不液化，又与精子畸形率高
有关。

　　中医学治疗精液不液化，可按"精稠""精瘀""精寒""精
热""淋浊"等辨证施治。

　　本例患者，其精子畸形率高与精液不液化有密切关系，故治疗
以纠正精液不液化为主，改善精子质量为辅。因患者形体肥胖，嗜
饮啤酒，又有前列腺炎，而且病史较久，结合脉证，综合考虑，诊
为脾肾亏虚，精室痰瘀、湿热阻滞证。立法健脾肾以固本，化痰瘀、
除湿热以治标，多法合用以增效，方用自拟精液促化汤合五子衍宗
丸加味治疗。

　　自拟精液促化汤，由生地、熟地黄、山药、丹皮、萸肉、茯苓、

泽泻、制苍术、炒白术、黄柏、麦冬、地骨皮、制黄精、丹参、广木香、川萆薢共16味药组成。方由知柏地黄汤、二妙散、傅青主两地汤（大生地、玄参、麦冬、白芍药、地骨皮、阿胶）、程钟龄萆薢分清饮（川萆薢、黄柏、白术、茯苓、丹参、石菖蒲、车前子、莲子心）综合加减组成。熟地黄、萸肉、制黄精、麦冬滋肾益阴；山药、苍术、白术、茯苓、泽泻健脾化湿；黄柏、川萆薢清利湿热；生地黄、丹皮、地骨皮清热凉血；重用丹参、木香，以丹参活血化瘀，木香理气，可升可降，通理三焦，并防滋腻之品碍胃。全方既健补脾肾，又化湿热瘀滞；脾肾健、湿热瘀滞化，自然能改善精液不液化的病情。

五子衍宗丸（《摄生众妙方》），由菟丝子、枸杞子、覆盆子、五味子、车前子五种子类药物组成，功效补肾益精，兼导湿泄浊，主治肾虚精少，男子阳痿、早泄，遗精精冷，久不生育或妇人不孕，以及肾虚腰痛、尿后余沥等症，为现代男科常用之方。如男科名家徐福松教授即以本方改丸为汤，并与知柏地黄汤合用，称为知柏五子汤，主治阴虚火旺之畸形精子症。我临床治疗精子异常症，也借鉴徐师经验以五子衍宗丸改为汤剂，结合辨证加减以增效，如治本例之不育症，即重用菟丝子、车前子补泄并行，又加用淫羊藿、锁阳补肾助阳。加用蜈蚣是学习国医大师张琪的经验："蜈蚣善入肝经，为治疗阳痿、不育症的良药。能快速改善肝经气血郁闭，使肝气条达，疏泄正常，而经络畅通，气血得行，同时配合补肾养血之品治疗阳痿、不育症，临床收效理想。"（《张琪老中医临证备忘录》）

7. 膜性肾病伴肾功能不全，健脾化浊护肾汤治愈

朱某，男，51 岁。2014 年 8 月 26 日初诊。

主诉：反复面浮脚肿 3 年余，久治不愈。

病史：患者有高血压、高脂血症病史多年，于 3 年前因劳累后出现四肢无力、面浮脚肿、腹胀尿少、纳呆等症，赴医院检查，诊为慢性肾病。后又赴杭州治疗，被诊为膜性肾病、肾小球硬化、肾功能不全。3 年来多处求治，病情时好时坏，经人推荐来院求治。

检查：体温 36.8℃，血压 123 / 100 毫米汞柱。听诊：两肺呼吸音增粗，心率 56 次 / 分、律齐。肝脾未触及，腰肾区略有叩痛。

外院化验：①尿常规：尿蛋白（+++），潜血（++），红细胞 224.8 个，24 小时尿蛋白定量 6.25 克。②血常规：血红蛋白 85 克 / 升。③血生化：血清胆碱酯酶 1464.1 单位 / 升，蛋白比例 1.4 ↓，甘油三酯 2.71 毫摩尔 / 升，尿素氮 10.8 毫摩尔 / 升，血肌酐 198 微摩尔 / 升，肌酐清除率 65 毫升 / 分，血尿酸 576 微摩尔 / 升。

现诊：面色萎黄，眼睑浮肿，两脚肿至膝，按之凹陷不即起。脘腹胀满，腰膝酸软，行动乏力，不思饮食，恶心欲吐，大便溏黏难解，小便量少而浑浊，畏寒肢冷。口唇色暗，舌体胖而暗淡，有瘀斑，舌边有齿痕，苔白滑腻，脉象沉而迟弱。

诊断：水肿（膜性肾病、肾功能不全）；脾肾失健，湿浊瘀毒内蕴，气化失司证。

治法：健脾利湿，化瘀降浊以护肾脏。

方药：自拟健脾化浊护肾汤加味。

生白术 30 克　茯苓 30 克　猪苓 10 克　泽泻 30 克　桂枝 10

克 生黄芪 30 克 丹参 30 克 车前子 30 克（包煎） 川牛膝 30 克 广木香 30 克 炒枳壳 15 克 桔梗 15 克 马蹄金 30 克 白蔻仁 10 克 益母草 30 克 生水蛭 5 克 制大黄 15 克 制附片 30 克（先另煎 30 分钟后共煎） 生牡蛎 30 克（先煎） 7 剂。

煎服法：每日 1 剂，水煎 2 次，取液 600 毫升左右，分 3 次，饭后 1～2 小时温服。嘱注意休息，饮食宜清淡，少食荤腥油腻食物，戒烟酒，避风寒。

2014 年 9 月 2 日二诊：服药 3 剂后，大便日解 3 次，小便量增多，脘腹胀减，已不恶心，面目浮肿减退，两脚水肿稍减。效不更方，治守初诊方 7 剂，煎服法同前。

治疗经过：此后，患者树立治疗决心，坚持每周复诊。守初诊方随症加减，如水肿减退时，停用猪苓，改用石韦 30 克；舌上无瘀斑时，减去水蛭，或选加地鳖虫、丹皮、桃仁之类；小便已清、无恶心时，减去马蹄金、白蔻仁；尿潜血不减时，加仙鹤草 30～60 克，小蓟 30 克；尿蛋白不减时，倍用生黄芪至 60 克；大便溏泻时，减去制大黄；腰酸痛时，加炒川续断 15 克，炒杜仲 15 克；阳虚症状减轻时，制附片减量至 15 克。如此治疗至 2015 年 2 月 3 日第 20 诊时，尿常规示尿蛋白（±）、尿潜血（±）。3 月 30 日 24 诊时，尿常规：尿蛋白（-）、潜血（±），镜检红细胞 0 个。为临床治愈。嘱患者需继续治疗以防复发，但可间隔服药，继续治疗至 11 月份 48 诊后，患者赴杭州医院复查正常后停药。累计前后服药 336 剂，终于治愈了如此疑难顽疾。后来患者于 2016 年 3 月 2 日因感冒来治，以及 7 月 2 日因挫伤腰来治时，查尿常规皆为正常。

【按】膜性肾病，是成人肾病综合征常见的病理类型之一，其病理特征是免疫复合物沿肾小球基膜上皮侧沉积，毛细血管基膜增厚，临床呈肾病综合征［指大量蛋白尿（≥3.5克/日）、低蛋白血症（30≤克/升）、高脂血症和高度水肿，即所谓"三高一低"特征。］或无症状性蛋白尿。本病久延不愈，会发展至肾功能不全，甚至成为尿毒症，故为泌尿系统疑难病之一。

中医学治疗肾病综合征（包括膜性肾病），可参考"水肿""虚劳""腰痛"等范畴；治疗肾功能不全或尿毒症，可参考"癃闭""关格"等范畴。

本案患者，经杭州大医院确诊为膜性肾病，并发肾功能不全，治疗三年未愈。我根据病史与脉证特征，诊为水肿（阴水）病，有发展为关格的趋向，辨证为脾肾失健、湿浊瘀毒内蕴证，方用自拟健脾化浊护肾汤合加减大黄附子汤治疗。投药后的疗效，使患者信任，坚持治疗一年余，终获痊愈。

健脾化浊护肾汤，是在《伤寒论》五苓散的基础上加味组成的。五苓散是治蓄水证的名方，方中茯苓、猪苓、泽泻淡渗利水，白术健脾助运以制水，桂枝通阳化气以行水，全方具淡渗通利、化气行水之效。方中白术与桂枝之作用非常重要，这是因为脾主运化，上承下达，具转输之功，不但是气机升降之枢纽，亦为水津输布之关键，如果不用白术健脾、桂枝通阳，而单取淡渗利水之品治疗水肿，即使有效也不能巩固。又肾病综合征，其宏观症状虽是水肿，但微观所见有蛋白尿、高血脂，这些都属于中医痰饮湿浊之类，它们的消除也有赖于脾的升降转化之功。所以，我治此类病证非常重视白术、桂枝的运用。方中加用黄芪，因黄芪是"补气诸药之最"(《本草求真》)，能助白术以增健脾之效。《金匮要略·水气病》治风水之防己黄芪汤、治皮水方防己茯苓汤，皆选用黄芪以治本。

加用车前子，是取其能清热利尿，助猪苓、茯苓、泽泻之效，加用川牛膝，取其除活血祛瘀外，兼能利尿通淋，并作引药下行之引经药。又车前子和川牛膝二药，是《济生方》治肾(阳)虚水肿的加味肾气丸的重要组成。

方中还加用了民间草药马蹄金。它又名小金钱草、荷包草、黄疸草等。性味苦、辛、凉，归肺、肾、肝、胆经。有清热解毒、利水活血之效。民间常取其鲜品治疗病毒性黄疸型肝炎、急性肾炎水肿、跌打损伤等疾患。我治疗慢性肾炎亦用马蹄金，觉得有助提高疗效，因为该药也有活血利水的功效，而且可取其凉性防止温热药的副作用。

又因气机通调对于水肿的治疗有重要作用，不但能调节水液的输布，也有助于化瘀泄浊，故本方又加用广木香、枳壳、桔梗三药。因桔梗是舟楫之药，能升宣肺气；枳壳能宽中下气，而除中满，降周身之浊，也可改用枳实以增效；广木香辛散、苦降、温通、芳香而燥，可升可降，通理三焦，尤善行脾胃之气滞，为行气止痛要药，兼能健脾消食，正如《本草纲目》所云："木香乃三焦气分之药，能升降诸气。"

因为患者有肾功能不全的病情，故选用大黄附子汤加减。大黄附子汤是《金匮要略》方，主治寒积之证。因本案久病已无表邪，故去细辛，仅取附子重用以温肾助阳，协桂枝以增气化功能；又取制大黄通便降浊以解尿毒；因浊气上逆而泛恶，故加白豆蔻（也可用砂仁）芳香化浊、和胃止呕；因久病瘀阻，故加水蛭（或用地鳖虫）以化瘀；更加生牡蛎以潜阳，因其兼有制酸解毒作用。我之所以选用大黄附子汤，是学习上海名医黄文东的经验，他在20世纪70年代治一例尿毒症重病，用大黄附子汤加减，温肾益气、解毒和胃，服药50剂而获效。我用水蛭，是学习国医大师朱良春以水蛭与大黄合用治疗肾病综合征的经验。

8. 温阳汤合血府逐瘀汤治愈精神病兼闭经案

方某，女，25岁，未婚。2008年2月28日初诊。

主诉：其母代诉，精神错乱1年余，月经停止5个月。

病史：患者去年3月份因受刺激引发精神错乱，经精神病院诊为精神分裂症抑郁型，服氯氮平等药至今，并于去年10月份起出现闭经。曾服中西药无效，经人介绍，由其母亲等人陪护来院求治。

检查：患者形体肥胖，沉默不语，时有烦躁不安，夜不安寐，不思饮食，大便常数日不解。月经原来正常，患病起逐渐延后而量少，现已停经5个月。舌质暗红有瘀斑，舌苔白腻，脉象细而滑。

诊断：①癫证（精神分裂症抑郁型）；②继发性闭经。痰瘀郁结，上蒙心神、下扰冲任证。

治法：疏肝化痰以醒神，活血化瘀以调经。

方药：温胆汤合血府逐瘀汤加减。

姜半夏15克　陈皮10克　竹茹10克　生枳壳15克　茯苓30克　泽泻30克　当归15克　炒川芎15克　桃仁10克　红花10克　丹参30克　炒赤芍15克　柴胡10克　桔梗15克　广木香30

克　制胆星 10 克　石菖蒲 10 克　地鳖虫 10 克　川牛膝 15 克　苍白术各 15 克　制川朴 15 克　蜜甘草 5 克　7 剂。

每日一剂，水煎 2 次，药液混匀，分 2～3 次，饭后 1 小时后温服。

2008 年 3 月 8 日二诊：患者之母代为复诊说：服药后，大便每日能解，烦躁失眠等好转，但月经未来。守初诊方，7 剂。

此后患者之母又每隔七八天来转方一次，我嘱其母：如女儿来月经的第三天，要她自己来门诊，空腹化验一次。3 月 29 日五诊：患者之母陪女儿来复诊说：服中药 28 剂，月经已于 3 月 27 日来了，但经量少，有小腹痛。经化验生殖激素 6 项中，雌二醇水平偏低，睾酮偏高。甲状腺功能正常。守方去地鳖虫、桔梗，加制香附 15克，益母草 30 克，鸡血藤 30 克，合欢皮 30 克。7 剂，煎服法同前。并嘱采用递减方式停服氯氮平等西药。

此后，继续守方，按月经周期加减用药，又治疗 6 个月，精神状态正常，月经如期来潮而停药。随访一年余，未复发。

【按】精神分裂症是以基本个性改变，通常表现感知、思维、情感、行为、认知和社会功能多方面的障碍，以及精神活动与环境不协调为主要特征的一类精神疾病。根据本病的临床表现，属于中医学"癫狂"病范畴。癫证以沉默痴呆，语无伦次，静而多喜，抑郁少动为特征；狂证以喧扰不宁，妄行骂詈，毁物伤人，躁动多怒为特征。两者会相互转化。

中医学关于癫狂的记载，始于《内经》，并在《灵枢》设专篇论述，此后历代医籍皆有研究与发挥。特别是清代医家王清任所著

《医林改错》中，于前人主气郁、主火扰、主痰蒙的认识上，又创立瘀血致病与脑有关的学说，他所研制的"癫狂梦醒汤"，其疗效为后世医家所推崇。

本案患者，始狂转癫，精神病院诊为精神分裂症，服氯氮平等西药，虽控制了发作，但无法根治，而且患者逐渐肥胖，并出现了闭经。患者就诊时，其母谓想治闭经，我建议闭经与精神病一起治。

本案患者，既有癫狂，又病闭经。根据临床表现，其病机是：痰郁于脑，又兼瘀阻胞宫，故以温胆汤与血府逐瘀汤合方加减治疗。

温胆汤，源自《千金要方》，原方由半夏、竹茹、枳实各二两，橘皮三两，生姜四两，甘草一两，六味药组成，主治"大病后，虚烦不得眠，此胆寒故也"，因重用生姜，药性偏温，故取名温胆汤。宋代医家陈言著《三因方》，在《千金要方》之温胆汤中增用茯苓，并减少生姜用量，其应用范围更广。现代医家推广本方的应用范围，凡胆胃不和，痰热内扰所致诸症，如虚烦不眠，或呕吐呃逆，或惊悸不宁，或癫痫等，以及西医学诊断之神经官能症、精神分裂症、脑血管意外、癫痫、冠心病、梅尼埃病等，只要舌苔腻、脉弦滑，辨证属痰热内扰者，皆可选用本方加味以获效。

血府逐瘀汤，是《医林改错》方，由当归、生地、赤芍、川芎、桃仁、红花、柴胡、枳壳、桔梗、甘草、牛膝十一味药组成。方中有补血和血调经的四物汤，又以桃红、红花、牛膝活血化瘀，柴胡、枳壳、桔梗升降气机，甘草调和药性，是活血化瘀之名方。原书虽用本方治疗胸中瘀血所致诸症，但因含有养血活血调经之四物汤及疏肝理气之四逆散，故选用本方治疗闭经。又本方原书主治"瞀闷、急躁、梦多、夜不安、无故爱生气"，故有利于患者精神恢复正常。总之两方合用，优势互补，既化痰通窍又化瘀调经。分析合方后的药性：化痰通窍之药有姜半夏、胆南星、竹茹、石菖蒲、茯苓、陈皮；活血化瘀之药有当归、川芎、赤芍、桃仁、红花、丹参、地鳖虫、川牛膝；理气行滞之药有柴胡、桔梗、枳壳、川朴、广木香；其他如苍术、白术、泽泻能健脾化湿，甘草调和药性。

方中姜半夏，味辛性温，为燥湿化痰、降逆止呕、消痞散结之良药；竹茹味甘，性微寒，专清痰热，为宁神、开郁、除烦、止呕之佳品；二者伍用，既增化痰之效，又无过燥过寒之弊。加用胆南星，因其是清化热痰、息风定惊良药，能助半夏化痰。加用石菖蒲，因其有芳香开窍之功，又有除痰开胃之效。陈皮既能助半夏燥湿化痰，又能理气和胃。茯苓既是淡渗水湿药，又能平补脾胃，且能宁心安神。六药联用，化痰醒脑之效佳。

方中当归、川芎、赤芍、桃仁、红花、牛膝，皆为血府逐瘀中之活血化瘀药组。按原方尚有一味生地黄，因患者痰湿盛，不宜生地黄之滋腻，故减去，而加用丹参，因有"一味丹参散，功同四物汤"之说，且丹参既活血通经，又清心除烦，故重用之。加用地鳖虫，取其能逐瘀阻、消癥瘕、通闭经。牛膝取川产者，既能活血调经，又能引药下行。

方中柴胡、桔梗、枳壳三者，是血府逐瘀汤原方之理气药组，而且枳壳又是温胆汤之组成。按桔梗与枳壳同用，是国医大师朱良春升降气机之药对，谓"桔梗升宣肺气主升，枳壳行气消滞主降"。我认为气机升降有利化痰、化瘀，故又重用可升可降，通理三焦之广木香，加用有下气除满、又燥湿消痰之厚朴以增效。

　　加苍白术，取其燥湿健脾之功，与泽泻同用，目的是减肥。朱良春谓，"泽泻能利大小便，轻身减肥"，"泽泻甘淡性寒，其功长于利水，人皆知之，但其用量若大于 30 克，也可通大便"。

　　上方服用 28 剂，月经来潮，但经量少，故去桔梗之升提、地鳖虫之破血，改用制香附以理气调经、益母草活血调经，鸡血藤补血活血，合欢皮解郁安神，并随月经周期加用适合药物。

郎厚躬

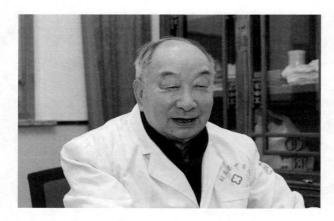

从医格言：厚于中医学识，躬于健康事业。

郎厚躬，男，1939 年月出生，浙江省杭州市富阳区人。中共党员，副主任中医师。

于 1957 年初中毕业，经原桐庐县人民政府中医招贤考试录取中医学徒班（三年制），拜新登县人民医院副院长章士英为师，经章老师辛勤悉心的培养教育，努力学习并经县考试合格毕业。

1960 年 2 月调入桐庐县人民医院中医内科，并兼任浙江中医学院函授部桐庐辅导站中医辅导员。1962 年调桐庐县防疫站。1965 ～ 1966 年在桐庐县卫生学校任中医、针灸教学两年。

1966 年调入桐庐县人民医院，任中医科主任、医师组副组长。1979 年调任横村中心卫生院院长。1980 年当选为桐庐县第七届人民代表，县级先进工作者，并出席县群英会。1984 年调入桐庐县中医院，任院长。1989 年调入桐庐县第一人民医院，任副书记、副院长。兼任桐庐县中医学会第一届副理事长、第二届理事长。1999 年 11 月退休。

一、主要成果

在从医数十年中，郎医师参与了数次临床科研工作并撰写了临床科研论文，如《清气化痰丸加减治疗肺胀痰喘加重期 49 例》《早期应用化瘀通络法治疗流行性出血热 45 例》等。在较长的时间内主政医院工作，仍不忘本行，为桐庐的医疗事业做出了自己应有的努力。退休后返聘桐君药祖国医馆主任中医师。

二、学术思想

崇尚先贤李东垣，取其精粹论述应用于临床，从脾胃论出发诊治一切脾胃疾病，引申诊治肝胆、心肺及肾系病患。临床重点采用呵护胃气、同护脾胃、平衡升降等法，诸多疑难杂症屡试屡验，在群众中有一定的影响。所谓胃气，泛指胃肠为主的消化功能，胃气充足则机体健康，胃气虚弱则百病丛生，即"有胃气者生"，"无胃气者死"。后天胃气虚弱多因饮食不节，损伤胃气或思虑劳倦过度，升降失司所致。嘱其注意饮食，用药屡屡顾护胃气，切忌伤胃，增强提高治疗效果。

三、临证经验

例1 王某，男，52 岁。1981 年 3 月诊。

脘腹痛反复发作，呕吐返酸，脉弦细，苔薄白。治宜理气暖胃，降逆止呕，二陈汤合良附丸加减。

姜半夏 6 克 茯苓 10 克 炒甘草 6 克 陈皮 6 克 醋香附 10 克 高良姜 6 克 娑罗子 10 克 炒党参 15 克 炒白芍 12 克 广木香 10 克 香茶菜 10 克 7 剂。

【按】此例为胃阳不振，升降失司所致。二陈汤化湿止呕，良附丸温胃暖中，散寒止痛，佐党参益气健脾，白芍柔肝缓急，疗效明显。

例2 李某，男，72 岁。1983 年 2 月诊。

脑梗死后遗症，伴头痛，头晕，耳鸣，乏力少气，胸闷少食，夜眠不安，苔白腻。拟健脾和胃，燥湿祛痰。

姜半夏 6 克 茯苓 15 克 炙甘草 6 克 天麻 9 克 炒白术 10 克 白豆蔻 5 克 郁金 10 克 石菖蒲 6 克 黄芪 15 克 葛根 15 克 7 剂。

【按】脾阳不振，胃气亏虚所致。方以黄芪、葛根益气升清，佐天麻息风养肝，白豆蔻芳香醒胃，因耳鸣以郁金、石菖蒲化湿通阳开窍。

例3 丁某，女，52 岁。1984 年 7 月诊。

胁胀，心烦而胃部嘈杂，舌质糙腻。系肝胃不和，用化湿理气和胃法。

姜半夏 6 克　秫米 15 克　炒白芍 12 克　佛手柑 10 克　香附 9 克　藿香 10 克　佩兰 6 克　川朴花 6 克　郁金 10 克　木香 6 克　炒谷芽 15 克　木蝴蝶 3 克

【按】患者系肝胃气滞，拟调肝和胃。半夏、秫米、藿香、佩兰化湿和胃，郁金、白芍、木蝴蝶调肝和胃，佛手理气和胃。诸药呵护胃气，心烦胁胀亦随而解之。

例 4　黄某，女，54 岁。2017 年 3 月诊。

腹胀不痛，恶心，大便烂，日行 3～4 次，量不多，苔薄黄而腻，脉弦细。为肝郁胃失和降，治宜半夏泻心汤和之。

姜半夏 9 克　黄芩 9 克　干姜 5 克　黄芪 15 克　葛根 15 克　炙甘草 5 克　吴茱萸 3 克　黄连 6 克

【按】胃气失和，升降失司，用半夏和胃降逆，以干姜助半夏辛开苦降以和阴，黄连、黄芩苦降泄热以和阳，佐以黄芪、葛根以升清气。诸药合用阴阳和，升降顺，诸症悉除。

例 5　俞某，男，43 岁。1980 年 9 月初诊。

头晕、耳鸣、纳呆、脘胀、大便溏稀，日行 1～2 次，舌苔厚腻，脉弦。辨证为肝阳上亢、木乘土位、脾运失常，用平肝和脾法。

炒苍术 15 克　茯苓 15 克　佩兰 10 克　藿香 10 克　白豆蔻 10 克　炒谷芽 15 克　川朴花 6 克　陈皮 6 克　钩藤 15 克　菊花 10 克　珍珠母 15 克　白蒺藜 12 克　7 剂。

二诊：诸症好转，腻苔渐化，夜眠失安，再以运脾潜肝补中。

炒白术 15 克　川朴花 15 克　法鸡内金 9 克　杭菊花 10 克　白蒺藜 10 克　珍珠母 15 克　钩藤 15 克　夜交藤 15 克　白豆蔻 6

克　合欢花6克　7剂。

三诊：腻苔已无，胃纳正常，但头尚晕，脉来尚弦，拟养阴柔肝。

北沙参15克　枸杞子12克　杭菊花10克　珍珠母15克　炒白芍12克　明天麻9克　绿梅花3克　女贞子15克　旱莲草15克　钩藤15克　佛手柑10克　炒谷芽10克　7剂。

【按】本例辨证为肝阳上亢、脾虚失常，用平肝和脾化湿法。三诊后见湿浊已清，脾运复常，则去平胃散，改用养阴平肝法，取得疗效。

例6　林某，男，37岁。1995年8月初诊。

腹痛、便溏近二年，脉弦细，舌苔厚腻，神疲乏力。诊为肝旺脾虚，治以抑肝扶脾芳香化浊法：

炒白术12克　炒白芍12克　防风6克　陈皮6克　茯苓15克　藿香10克　佩兰6克　炒薏苡仁15克　炒党参15克　制香附9克　木香6克　炒谷芽15克　7剂。

二诊：诸症基本解除，调理方7剂。

【按】此例腹痛、便溏、舌苔厚腻、脉细带弦，查阅原治疗多用温补脾肾之类药，症状不减，此改用抑肝扶脾法后取得疗效。

例7　李某，男，76岁。2001年5月初诊。

咳嗽痰多色白，气急，双下肢浮肿，苔薄，脉沉细无力。以苓桂术甘汤合二陈汤加减。

茯苓15克　桂枝6克　炒白术12克　姜半夏6克　甘草5克　泽泻10克　益母草30克　山药15克　淡附块6克（先煎）7剂。

复诊：诉咳嗽痰多明显减少，气急也好转，双下肢浮肿已消退，脉细。拟增益气之品。

黄芪 15 克　茯苓 15 克　桂枝 6 克　炒白术 12 克　菟丝子 15 克　泽泻 10 克　姜半夏 6 克　甘草 5 克　陈皮 6 克　淡附块 5 克（先煎）砂仁 3 克　7 剂。

【按】老年脾肾双亏，气湿下注足为浮肿，咳嗽痰多、气急为脾虚生湿，水泛为痰，肾阳虚，肾不纳气。治以温补脾肾、化痰利湿、消肿摄纳等调理后诸症好转。

例 8　王某，男，46 岁。2010 年 5 月诊。

脘痛，呕恶目热，口疮，胸闷心烦，舌红苔微黄，脉稍数。诊为肝旺脾虚，胃气失和，用栀子豉汤合左金丸加减。

淡豆豉 10 克　焦山栀 6 克　炒枳实 6 克　茯苓 10 克　陈皮 5 克　炒川楝子 6 克　淡吴萸炒黄连 3 克　绿梅花 3 克　木蝴蝶 3 克　荷叶 10 克　10 剂。

二、三诊按原意出入。四诊药后脘中仍痛，余症已除，舌淡脉细弦，拟小建中法，温中补虚。

桂枝 3 克　炒白芍 15 克　苏梗 8 克　荜澄茄 3 克　佛手 10 克　瓦楞子 15 克　豆蔻 3 克　炒川楝子 6 克　吴萸炒黄连 3 克　炒白螺丝壳 12 克　7 剂。

【按】本例见脘痛、呕恶伴目热、口疮，是为胃气失和，肝胃有热。先用栀子豉汤合左金丸、绿梅花、木蝴蝶，清泻肝胃之热。按此方调理后患者脘中仍痛，此乃胃脘热象已除，脾胃虚寒本象显露，以小建中汤温中补虚、缓急止痛善后而取得疗效。

例9 董某，男。2016 年 8 月初诊。

浅表性胃炎，腹胀，腹鸣，恶心，便溏，纳谷不香，苔薄黄稍腻，脉弦细。胃镜提示慢性胃炎，幽门螺杆菌阳性。诊为脾胃虚弱、胃气失和，用半夏泻心法。

姜半夏 6 克　黄芩 9 克　干姜 6 克　甘草 6 克　蒲公英 20 克　蛇舌草 20 克　党参 15 克　佛手柑 10 克　六月雪 20 克　吴萸炒黄连 3 克

【按】 本例邪在肠胃，寒热互结、阴阳失调。用半夏和胃消痞，以干姜协助半夏辛开散结，黄连、黄芩、蒲公英、蛇舌草苦降泄热以和阳，佐以党参、甘草扶正祛邪。调理两个月后效果满意，幽门螺杆菌转为阴性，诸症基本消失。

例10 清气化痰丸加减治疗肺胀、痰喘加重期 49 例（1989 年 2 月～1999 年 1 月）。

药物组合：陈皮、杏仁、枳实、黄芩、瓜蒌仁、茯苓、胆南星、制半夏。

功效：清热化痰、理气止咳。

加减：若痰多者，加桑白皮、川贝；遇有胸闷、胸痛，加甘松、郁金、瓜蒌皮；嘴唇发紫、舌苔暗淡，加党参、甘松、桃仁、川芎、绞股蓝；兼有哮鸣音，加僵蚕、地龙、苏子；若痰黏稠，不易咳出者，可减半夏用量；若水肿者，重用黄芪加车前子、益母草、泽泻。每日 1 剂，分两次服，连服 10 天为一疗程，一般三个疗程。

【按】 肺胀包括现代医学的喘息性支气管炎、支气管哮喘等慢性肺部疾患，反复发作，迁延不愈。痰喘加重期，常以外感为诱因，易致痰热壅肺。应用清气化痰丸，录自《医方考》，即二陈汤去甘草加黄芩、瓜蒌清热化痰，佐半夏、陈皮、枳实解气化痰，茯苓健脾渗湿、祛湿，杏仁宣肺化痰，佐半夏、胆南星加强化痰之功，合而用之辨证加减，以阻断病理环节，经临床应用取得较好效果。

赵建英

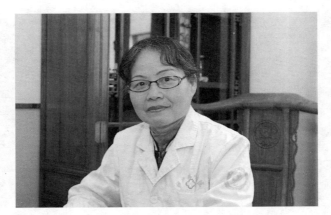

从医格言：学经典，爱临床，感悟杏林之道；勤于业，
取众长，仁爱行医济人。

赵建英，女，生于 1952 年 12 月。1976 年毕业于浙江中医学院。
当年浙江中医学院的院长何任教授，既是学院领导，又是中医启蒙
导师。谆谆教导，终身受益。毕业后从医于桐庐县第一人民医院中
医科，并多年担任科主任。期间，幸遇中医老前辈，市、县级名老
中医陈公达先生，受益匪浅。1988 年获主治医师职称，1996 年被评
为副主任中医师，1998 年从全国中西医结合肾脏病高级医师培训班
结业。2006 年被授予"桐庐县名中医"称号，2008 年退休。现被桐

庐县中医院国医馆高聘。四十多年来，一直从事中医临床工作，积累了丰富的经验，能运用中医的诊疗技术处理多发病、常见病及疑难杂症，尤其在内科脾胃病的诊治上有自己的独到之处。

一、主要成果

几十年来努力探索临床中的疑难杂症，用心总结临床经验，撰有十余篇中医临床研究论文和老中医的经验总结，分别发表于国家级、省市级杂志上，多次在高层次医学研讨会上发言交流。如1993年在《中国中医急症杂志》发表《丹参金铃子散治疗诸痛临床举隅》，并在全国中医急症临床用药研讨会上宣读交流。1994年《陈公达从卫气营血话乙脑》，在中国中医内科学会举办的第三届全国热病学术会议上宣读交流。1995年在《中国中医急症杂志》发表《陈公达治小儿肾炎4例》。1995年4月《盆腔炎诊治4则》和《胃病从肝论治》2篇文章在杭州市中医药学会举办的中医疑难杂病研讨会上获二等奖。1998年在《中国中医急症杂志》发表《葶苈桑白泻肺汤治疗胸腔积液举隅》，并在第六届全国中医学术交流会上宣读交流。赵建英医师重视脾胃学说，熟读《脾胃论》心得颇多，屡屡验证，主张用药勿伤脾胃，多用疏肝理气，防止肝木横克脾土。

二、学术思想

（一）注重脏腑辨证，治病求本

在长期的临床中，始终主张以脏腑辨证为纲，坚持对疾病以脏腑理论进行辨析诊治。疾病在其产生到发展的过程中，都会呈现一些体表症状，这些反映于外的体表症状，都属于疾病的表象，临床时要善于透过疾病的某些表象，抓住脏腑病变的本质，进行全面分析，综合判断，去伪存真，对某一局部病变进行理法方药辨治。如治疗心绞痛，不能局限于治心，而必须将其与肝、肾、脾、肺结合起来，分别进行辨证施治，就会取得较好的疗效。在治疗其他疾病，如失眠、耳鸣、带状疱疹、老年腰腿痛等，不仅要采用局部对症治疗，而且更要进行整体辨证，从脏腑失调找原因，从脏腑相关找出路，从调理脏腑得疗效。在治疗中，要讲究其方法，可采用直接论治或间接论治、上病下治或下病上治、内病外治或外病内治、局部论治和整体辨治相结合，疗效更佳。

（二）提倡辨病辨证，中西并重

中医理论十分重视辨病与辨证的诊断，《内经》开辨病之先河，汉代张仲景属辨病之楷模。后代医家结合自己的临床实践，对辨病论治不断补充和发展，使中医对病的认识逐步深化。但随着现代医学科学的发展和进步，传统的辨病与辨证方法已越来越不能满足人们认识和治疗疾病的需求，其局限性已渐渐在临床上显露。为弥补不足，将现代医学诊断疾病的指标作为中医辨证的一部分，不仅可以提高辨证的客观性和准确性，而且还给传统的辨证思维方式注入新的思想。因此，在长期的中医临床诊治中，就要采取双重诊断，灵活运用"病证结合""无症从病""无病从证""中西结合"等方法。

1. 病证结合

在临床中，首先要诊断病人患了什么病，再根据中医理论辨证治疗。只有病证并重，把两者有机结合起来，临床疗效才会显著。如临床常见的慢性胆囊炎、胆石症和部分胃、十二指肠溃疡等，都可表现为右肋部胀满或痛，都可用疏肝理气治疗，但由于两者各有其病理特点，治疗时还应同中有异。

2. 无症从病

随着现代医学的发展，有些疾病早期无明显临床症状可辨，而理化检查异常。对这类病人，采用因病施治之法。

陈某，女，16 岁，学生。

因痛经前来就诊，病人自我感觉较好，无其他症状，舌质淡红，苔薄白，脉平缓。肝功能报告示正常；两对半示：HBsHg（＋）、HBsAb（－）、HBeAg（＋）、HBeAb（－）、HBcAb（＋）；B 超示：肝脾不大。

治以疏肝理气、扶正解毒。经治半年转为小三阳。

3. 无病从证

无病是指目前暂时未能诊断出来的病，如一些不明原因的口干等，各种检查未发现任何异常，但中医辨证却已明确显示胃阴虚、肝肾阴虚证。此时就应无病从证，采用益胃汤或一贯煎、六味地黄丸之类的方剂加减治疗，常会获得满意疗效。

4. 中西结合

中医、西医及其相互影响、相互渗透使中医辨证论治的理论有了新的发展。虽然它们的理论体系不同，但都各有千秋，应该取长补短。在临床中应不断学习现代医学，为中医服务，提高临床疗效。如肺结核、慢性萎缩性胃炎等。

张某，男，52 岁，机关干部。

2 年前确诊为肺结核，经抗痨治疗，一直未愈。近半年来感倦怠无力、潮热、盗汗，有时痰中带血，体力明显下降。复查胸片发现：右中肺、左上肺有空洞。因该病人有耐药的可能，嘱其继续抗痨治疗，结合脉证，中医辨证为阴虚肺热。处方：

太子参 15 克 北沙参 15 克 麦冬 10 克 百合 15 克 白及 10 克 白茅根 30 克 藕节炭 30 克 侧柏炭 20 克 煅牡蛎 30 克 知母 15 克 地骨皮 15 克 甘草 3 克

服药 10 剂后，痰中带血消失，倦怠乏力、潮热、盗汗等症状明显好转，复查胸片肺部情况有所改善。以后一直以上方为基础加减，服药半年，诸症转安。其后病人尚继服中药、西药抗痨，一年后病愈。

（三）重视气血辨证，善于调治

《素问·调经论》曰："人之所有者，血与气耳。""血气不和，百病乃变化而生。""气为血帅，血为气母"的理论正是基于此而萌生的。在临床调治中，就要十分重视气血辨证，认为气与血各有其不同作用而又相互依存，人就是依靠气血而生存的，人的一切病痛都是因为气血不和而引起的。如外感、内伤，对人体的损伤，皆伤于气而非脏腑。气有虚实，实为邪实，虚为正虚；血有亏瘀，亏为失血，瘀为阻滞。因此，瘀血是由于正气虚，推动无力而造成的，故血瘀证皆属虚中夹实。先辈有"补气活血"和"逐瘀活血"之调治法则就可证明。

钟某，女，52岁。

前来就诊时诉失眠多梦 3 年余，初起每晚可入睡 3～4 小时，近日因外甥生病住院，致使病情加重，仅能入睡 1～2 小时，甚至彻夜不眠，服用安定、利眠宁等药后仅能入睡 2～3 小时。近年来病情反复发作，时轻时重，用西医治疗皆效不佳。常伴头晕，记忆力明显减退，精神不振，情绪抑郁，时感紧张，神疲乏力，纳差，心烦，每遇情志刺激加重，舌质暗有瘀斑，脉细涩。证属瘀血内阻，心肾不交。治宜活血化瘀，安神宁志，方用血府逐瘀汤加减。

桃仁 15 克　红花 10 克　当归 15 克　生地黄 15 克　牛膝 15 克　川芎 10 克　赤芍 10 克　桔梗 10 克　枳壳 15 克　黄连 5 克　甘草 5 克

水煎服，每日 1 剂，午饭后及夜晚睡前分服。服 5 剂后渐能入睡，但多梦易醒。守上方加酸枣仁 15 克，夜交藤 15 克，郁金 15 克，继进 10 剂。药后每晚能入睡 6 小时余，诸症转安，舌质淡，脉细。嘱其服归脾丸以补益心脾巩固疗效，续服 3 个月，随访半年，未见复发。

三、临证经验

（一）葶苈桑白泻肺汤治胸腔积液

葶苈桑白泻肺汤由葶苈子、桑白皮、白芥子三药组成。若胸闷咳喘加瓜蒌、丝瓜络、元胡；痰稠苔黄腻加黄芩、冬瓜子、鱼腥草；口干咽燥加沙参、麦冬、天花粉；阴虚潮热加青蒿、鳖甲；脾虚便溏加炒白术、茯苓；便秘者加莱菔子、火麻仁等。

例1 吕某，女性，71岁。

因右侧胸腔大量积液，经住院40天。三次胸腔抽液、抗炎、抗结核等治疗，B超及X片提示右侧胸腔中等量积液，病理报告提示未找到癌细胞，血液常规检查，除红细胞沉降率42毫米/小时，均属正常范围。病家不堪重负，转而要求服中药治疗。症见患者略有气急，无明显咳嗽，面色萎黄懒言，苔薄白，脉濡滑。加上该患者已古稀之年，正未甚虚，实邪未去。即在原来抗结核治疗不变的基础上，给以中药：

葶苈子15克　桑白皮10克　桔梗6克　白芥子10克　冬瓜子30克　全瓜蒌10克　茯苓10克　炒白术15克　广陈皮6克　大枣7枚

5剂。

二诊：患者精神明显转佳，谈吐自如，苔薄，脉细。继守原方进7剂，嘱其注意休息，以防外感。

三诊：患者自我感觉良好，无明显气急，生活基本自理，B超复查未及胸腔积液，化验血红细胞沉降率为16毫米/小时。改用参苓白术丸，每日2次，每次6克；鲜鱼腥草30克，冬瓜子30克，丝瓜络10克煎水代茶，每日一剂。连服半月，除偶有头晕外，别无他恙。

例 2　钱某，女性，35 岁。

有肺结核病史 10 年，半月来自觉胸闷且痛，伴气急，低热盗汗，X 片提示两上肺结核伴右侧胸腔积液。在抗结核治疗的同时，葶苈桑白泻肺汤加沙参 15 克，地骨皮 12 克，香青蒿 10 克。服药半月，自觉症状明显好转，前来 B 超及胸片复查，积液亦除。

【按】方中葶苈子泻肺行水，桑白皮清泻肺热、利水消肿，白芥子祛痰利气，善祛皮里膜外的痰涎，三药合用对于痰饮伏于胸隔上下，胸胁疼痛，形气俱实者，甚为合拍。若与西药配合运用，则相得益彰，其效更捷。

（二）丹参金铃子散治诸痛

金铃子散出自《太平圣惠方》，以疏肝泄热，行气止痛为长。兹举案例如下。

例 1　陈某，女，49 岁。

有胃痛病史 10 余年，胃镜检查提示慢性浅表性胃炎、十二指肠球炎，曾用温补之剂而少效。近月来因劳累过度，胃脘胀痛较甚，神疲乏力，纳差，喜暖喜按，便溏，形瘦，面色萎黄，舌淡，苔薄白，脉沉细。证属虚寒型胃痛，处方：

丹参 30 克　金铃子 10 克　元胡 10 克　炒党参 15 克　炒白术 15 克　云苓 12 克　炮姜 10 克　吴茱萸 5 克　甘松 10 克　郁金 15 克　沉香曲 3 克

嘱适当休息，忌食生冷及辛辣食物。5 剂后，脘腹胀痛骤减，神转佳，纳谷有增。后服参苓白术散，每次 6 克，日 2 次，连服半

4

月而安。

【按】患者已近更年之期，操劳过度，正气渐衰，脾阳不足，不能运化水谷，以往曾迭进温补之药而少效，故予丹参金铃子散治之，而收满意疗效。

例2　周某，男，54岁。

以往体健，近觉左胸针刺样痛，痛无定处，深吸气时尤甚。形瘦，无发热畏寒，无外伤跌仆史，自疑患癌。舌质偏暗，脉细涩。证属气血不和，血瘀脉络受阻而致胸痛，处方：

丹参50克　桃仁泥10克　丝瓜络10克　红花10克　郁金10克　柴胡10克　金铃子10克　元胡15克　当归15克

3剂后胸痛除，精神转佳。

【按】气郁日久，血行不畅，络脉不通，故见胸胁刺痛，血脉凝滞，故痛无定处。治拟活血祛瘀为主，然而气为血帅，血为气母，气行则血行，故用活血祛瘀、行气止痛的丹参金铃子散而收效颇佳。

例3　王某，女，36岁。

2月前曾有人流病史。因纳呆脘腹胀痛月余，少腹灼热伴针刺样痛2天而就诊。查体温38.6℃，B超提示右侧附件炎、盆腔少量积液。苔黄，舌偏红，脉弦滑带数。诊断为腹痛，气血亏虚，肝郁血瘀生内热。处方：

金铃子10克　元胡10克　丹参30克　蒲公英30克　败酱草30克　白英15克　制香附15克　忍冬藤30克　川黄柏10克　生薏苡仁30克　蛇舌草30克

2剂药后，体温降至37.8℃，灼热消失，少腹痛减轻。继服原方 5 剂，痛除，神佳。B 超复查提示：未见明显包块，盆腔未见液性暗区。

【按】此乃人流术后，胞脉受损，气血亏虚，加之饮食起居失调，湿热内生，下注胞宫，闭阻不通而致下腹部灼热，针刺样痛。女子以血为本，多肝郁，故用本方以清热利湿而获效。

原《圣惠方》金铃子散所治诸痛，多以肝郁气滞而偏于热者为宜。举此三例可证，金铃子散与丹参合用，既可增其治诸痛之效，也不拘泥于肝郁而致的实证。临诊中只要细加辨证，灵活运用，不管是虚证实证，只要有痛证，用本方均可起到药半而功倍的疗效。况且诸痛均因气血不和，血脉受阻，不通而痛，故丹参金铃子散均有卓效。然而活血理气之剂，过用能破血耗气，损伤正气，故宜中病即止。

（三）胃脘痛从肝辨治

胃脘痛始见于《内经》，清代名医叶天士对胃脘痛的治疗颇有研究。根据胃脘痛的病因病机，大多由于忧思郁怒，肝木横逆犯胃或饮食劳倦，损伤脾胃之气所致。其病位虽在胃，而同肝的关系非同一般。临床上胃脘痛一症，常是寒热虚实错杂并见，但在辨别标本、寒热的基础上，不论是哪种原因所致的胃脘痛，采用从肝辨治或肝胃同治，大多能收到较为满意的疗效。胃脘痛从肝辨治，大致可分为 4 种类型。

1. 肝气犯胃

肝主疏泄而喜条达。肝气郁滞，疏泄不及而致木不疏土或肝气亢奋，疏泄太过而横逆乘土，扰乱胃气，胃气悖逆，壅滞不通而致胃脘痛。症见：胃脘胀满，攻撑作痛，痛连两胁，胸闷嗳气，善太息，每因烦恼郁怒而痛作，苔薄白，脉弦。治拟疏肝和胃，理气止痛。方选柴胡疏肝饮加减：用柴胡、香附、枳壳、川芎、陈皮疏肝理气解郁；白芍、甘草缓急止痛。痛甚者加金铃子散、丹参、佛手以增强通络理气解痛之效。肝气条达，胃不受侮，疼痛自止。

吴某，女，32岁，工人。患者于一年前曾有肝炎病史，时而胃脘胀满隐隐作痛，多次服用甘补、调理脾胃、行气止痛之剂而少效。一星期前与邻人口角后，自觉脘部攻撑作痛，痛连两胁，伴胸闷，嗳气，不欲食，以长叹为舒，苔薄白，脉弦细。此乃恼怒伤肝，肝郁气滞，不得疏泄，则横逆犯胃，肝胃不和，故胃脘胀满而攻撑作痛；气病多走窜，胁为肝之分野，故痛连两胁；气郁不舒，胃失和降，则胸闷嗳气，不欲食而发长叹为舒；苔薄白，脉弦细均属肝胃气痛的表现。证属肝郁气滞，肝气犯胃。治拟疏肝理气、和胃止痛，方用柴胡疏肝散加减。

柴胡6克　白芍12克　甘草5克　香附12克　丹参30克　金铃子10克　元胡10克　郁金10克　3剂。

二诊：药后诸症有减，攻撑作痛已除，唯胃脘尚觉胀痛隐隐，纳少，胸闷嗳气，叹息未除，苔薄白，脉细弦。前法奏效，继守原方去金铃子散，加绿萼梅5克，神曲10克，5剂。

三诊：谓病已痊愈，特来相告。仔细探问，方知两胁下尚有隐隐不舒，因嫌汤药麻烦，故予以逍遥丸500克，嘱其连服半月。

【按】肝气犯胃，多因忧思恼怒，情怀不畅而症情加剧，故治疗时应着重于疏肝，肝气条达则胃和脘舒。

2. 肝火灼胃

肝气久郁，化而为火，五脏之火，又以肝火最为横暴，火性炎上，迫灼肝胃之阴，故其痛往往经久难愈。症见：胃脘刺痛，痛势急迫，甚则牵引肩背，心烦易怒，嘈杂吐酸，口苦咽干，舌红苔黄，脉弦而数等。治拟清肝和胃，方选丹栀逍遥散加减。用丹皮、栀子清肝泄热，柴胡、白芍、当归、薄荷养血疏肝，津伤甚者酌加麦冬、石斛、沙参之类。

朱某，女，49岁，农民。胃脘胀痛时已数年，近3月来脘痛加剧，灼热刺痛明显，有时牵引肩背，心烦寐劣，口苦咽干，嘈杂不欲多食，便难，时常两三天一解，舌偏红，苔黄略干，脉弦带数；伴经讯不定期，数月一行或一月二次。证属肝郁火旺，灼伤肝胃之阴。治拟清泄肝火，益胃养阴，仿丹栀逍遥散合一贯煎加减。

丹皮10克　焦山栀10克　薄荷5克　当归10克　柴胡5克　云苓10克　生地15克　白芍12克　生麦芽30克　3剂。

二诊：自述药后有效，刺痛已去，口干有减，便已解2次，诊见苔薄黄，脉弦略数，乃守前法加丹参、蒲公英以增清肝之效。继进5剂，未见再诊。

【按】此乃更年期之妇，肝阴本亏，病延日久，未经及时治疗，久而灼伤肝胃之阴，故用药时应慎用香燥之品，庶免助火更伤肝胃之阴。

3. 肝胃寒凝

外感寒邪或饮食生冷入侵肝胃，寒积于中，肝胃寒凝，寒主收引，故经气闭阻，络脉挛急，不通而痛。症见：胃脘痛隐隐而作，痛剧时欲呕吐涎，畏寒喜暖，得热则痛减，舌淡苔白，脉弦细或弦迟。治拟温中散寒，行气止痛，方选吴茱萸汤加味。吴茱萸散寒温中，参枣甘缓补中，生姜辛散止呕逆，气滞甚者加木香、香附行气止痛，寒重再加良姜。

赵某，女，61岁，农民。有胃脘痛病史30余年，自诉始于产后，时值盛夏，因嗜食生冷所致。胃脘隐隐作痛，痛势时有增减，腹中如有物阻隔不舒，痛剧时欲呕，泛吐清水，畏寒喜暖，得热得按则舒，头昏目眩，面色萎黄，舌淡苔白中厚，脉弦细。此属寒邪凝滞肝胃，久病正虚，故脘痛隐隐而作，痛势时增时减，腹中如有物阻。肝胃被阴寒所阻，则中阳不振，故畏寒喜暖，得热则痛减；胃失和降致浊阴之气上逆，故见呕吐，泛吐清水；头昏目眩，面色萎黄，舌淡苔白中厚，脉弦细，均属脾胃久虚生化之源不足之故。治拟温中散寒为先，仿吴茱萸汤加减。

吴茱萸10克　高良姜10克　制香附10克　炙甘草5克　党参10克　生姜10克　大枣5枚　2剂。

二诊：因服上药后脘痛、畏寒、泛吐清水诸症有减，故又自服原方6剂。现症：头昏无力，纳谷不香，便时溏，苔薄白脉弦细。标病已去，其本尚虚，守参苓白术散加减，连服半月而愈。

【按】该患者在辨证时考虑到久病，年岁大体弱，证属虚寒。本欲从脾胃虚寒论治，因见在当地卫生院递进黄芪建中汤之类效不显，故而试用胃病从肝辨治之法，以温肝暖胃、降逆止呕的吴茱萸汤而效增。

4. 肝胃血瘀

叶天士认为"初病在气，久必入血"，"胃痛日久屡发必有凝痰聚瘀"。胃脘痛反复发作，久病必入络，络脉损伤故瘀血内滞。症见：胃脘刺痛，痛处固定拒按或见吐血便血，舌暗或有紫点，脉细涩。治以活血化瘀为主，方选失笑散加味。方中五灵脂甘温活血散瘀，蒲黄行血消瘀；痛甚者加丹参、金铃子散以通络止痛；气为血帅，气行则血行，故在运用活血化瘀药的同时，可加枳壳、青皮、沉香等以行气止痛；气虚者可酌用党参、黄芪、白术之类以益气；黑便者加伏龙肝、白及、地榆之属。

何某，男，48 岁，农民。有胃病史数年，胃镜检为"萎缩性胃炎伴十二指肠球部溃疡"。因畏惧手术，前来中医门诊求治。

主诉：胃脘部疼痛有时如刀割样，痛连背心，按之尤甚，曾有黑便史。由于家贫，未曾多治，每每痛减，便色转黄即止。形瘦面黄，苔薄舌紫暗，脉细涩。证属久病入络，气滞血瘀，故见脘痛如刀割，按之尤甚，痛彻背心；络脉受损，瘀血内停故有黑便、舌暗；面黄形瘦，乃久病后天之本亏虚，生化失司所致。治拟活血化瘀为主，佐以行气止痛，方选失笑散合金铃子散加味。

炒蒲黄 10 克　五灵脂 10 克　丹参 30 克　金铃子 10 克　元胡 10 克　白芍 15 克　甘草 5 克　沉香片 3 克（后下）　2 剂。

二诊：药后疼痛明显有减，脉舌如前。守前法去沉香，继进 3 剂。

三诊：自诉胃脘痛基本已除，唯便溏，纳不佳，苔白舌暗，脉细，改用参苓白术散加减 5 剂。三月后因外感发热前来就诊诉已痊愈。

【按】患者因无明显呕血便血之症，故用大量活血化瘀、行气止痛药而收效。若脘痛兼见呕血、便血者，当急则治其标，见血先治血。

临床实践证明，由于肝胃之间有着密切的生理病理关系，故胃脘痛不仅应当治胃，而且必须辨治肝，使肝得疏泄，胃则和降。

胃脘痛初起多属实证，久则虚实夹杂，寒热交错，进一步由气滞而致血瘀，在治疗上必须详辨偏寒、偏热、属虚、属实、在气在血之不同而从肝辨治，采取相应的疏肝、清肝、柔肝、温肝、化瘀等法使肝气得泄，脘痛得除。

临床上胃脘痛虽表现为不同证候，但初起多与情志不遂，饮食不节有关，其共性是气机壅滞，不通而痛；而肝与胃则脏腑相邻，生克相关，在仔细辨证的基础上采取从肝辨治，往往都会收效不浅。

盛　辉

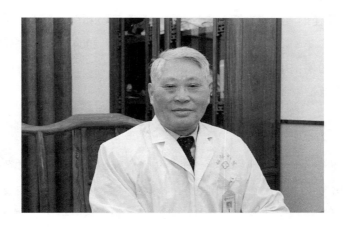

从医格言： 不为名医为良医。

盛辉，男，1943 年 10 月出生，浙江桐庐人。中共党员，主任中医师。

1963 年杭州四中高中毕业后，怀着改变农村缺医少药状况的心愿，报考浙江医科大学，就读中医医疗系本科，1968 年末毕业于浙江中医学院。同年回家乡桐庐参加工作，先后在保安公社卫生院、煤矿卫生所、桐庐人民医院中医科从医十年，期间曾向桐庐县名老中医高三英、陈公达学习临证经验。1979 年调入桐庐县中医院。1984 年跟随第二军医大学著名中医专家张志雄教授学习进修。1987

年晋升为主治中医师，1992 年晋升为副主任中医师，2002 年经考试、评审通过，浙江省人事厅批准下文，晋升为主任中医师，成为桐庐县第一位正高级专业技术人员，受到桐庐县人民政府的嘉奖和表彰。至今从事中医临床医疗五十年，曾担任科主任二十多年。

兼任桐庐县政府医疗事故鉴定委员会委员和桐庐县中医学会副理事长多年。退休后，除继续在当地从医外，2004 年至今，受聘为浙江名中医馆中医内科专家。2011 年至今，又受聘于杭州方回春堂河坊街总馆专家门诊。

一、主要成果

1997 年被评为桐庐县第一批名中医。在国家和省级医学杂志上发表论文 15 篇，合作完成省级科研课题一项，获省卫生厅科技二等奖。带教中医学徒 5 人，大中专院校学生 60 余人，硕士、博士研究生 5 人。系桐庐县中医院中医肾病专科创始人，现任中医学会顾问。

二、学术思想

在学术上坚持衷中参西，扬长避短，古方今用、推陈出新，权衡虚实，扶正祛邪。

如用桂枝汤加味治疗产后表虚外感发热，有发汗不过表、汗出不伤津液的功效。

又如对住院的不全性肠梗阻病人，在用灌肠无效时，用大承气汤加味治疗，可促进排便，改善梗阻症状。用大柴胡汤加味，重用大黄治疗急性胰腺炎水肿型，可使血、尿淀粉酶迅速下降，症状改善，而且可以进流食。用丁香柿蒂汤加味重用白芍治疗膈肌痉挛，疗效明显，必要时配合针刺内关等穴。乙脑病人在西医治疗的基础上用好三宝（安宫牛黄丸、至宝丹、紫雪丹），明显提高疗效，加用清热解毒的中药可减少乙脑后遗症，此方法也适用其他高热病人。曾用独参汤配合西医抢救心梗、心源性休克病人，取得起死回生之效。萎缩性胃炎伴肠化生、异形增生系癌前病变，以往认为是不可逆转的，多年来采用小陷胸汤、泻心汤加活血化瘀药，配合现代药理研究有效的中药，对相当一部分病人有逆转之功。溃疡性结肠炎常出现脓血便和腹痛，在痛泻要方基础上加味，症状可明显缓解。用自拟排石汤治疗尿路结石，不少病人因此免除了手术之痛苦。急慢性肾病的治疗中，消除蛋白尿是中医中药的优势，西医治疗有大量蛋白尿的肾病综合征，常常使用大量激素，副作用大而且很难撤激素，用中医清、补、通、涩、活血化瘀等法，有类似激素的功效，用以替代激素，可逐步减少激素用量，直至停用。近年来，继发性肾病增多，往往伴有肾功能不全，到了尿毒症期就要用血透或腹透，如果能在早中期使用中药，可延缓肾功能衰退。在慢性肝病治疗中，有部分病人演变为肝硬化腹水，甚至肝癌，往往血液透明质酸酶高、门脉高压等诸多症状出现，可用鳖甲煎丸抗肝纤维化、减轻门脉高压。此药如缺货，可用扶正化瘀胶囊或软肝丸长期服用，配合养肝护肝、软坚散结、活血化瘀的中药，可取得较好的效果。对大量腹水的住院病人，可用甘遂、大戟、芫花三味药研粉吞服，有峻下逐水的功效，腹水二便分消，在某种程度上优于西药利尿剂。

三、临证经验

1. 急性肝炎

胡某，男，36 岁，农民。1992 年 3 月 12 日初诊。

近半月以来，脘胁作胀，纳呆，乏力，溲黄，巩膜轻度黄染，面色发黄，大便不畅，舌红苔微黄腻，脉弦滑。肝功能：谷丙转氨酶 200 单位，黄疸指数 20 单位，HbsAg 1∶128。此乃湿热蕴结肝胆，疏泄失常所致，治拟清热利湿，泻下活血。

茵陈蒿 30 克　炒栀子 12 克　生大黄 12 克　郁金 15 克　虎杖 30 克　平地木 15 克　垂盆草 30 克　六月雪 15 克　田基黄 15 克　马蹄金 30 克　赤芍 15 克　紫丹参 30 克　生山楂 9 克　茯苓 20 克　生白术 9 克　生甘草 6 克　7 剂。

二诊：大便通畅，尿黄、目黄、肤黄均减轻，纳增，尚有脘腹作胀。上方加广藿香 12 克，7 剂。

三诊：服三周后复查肝功能谷丙转氨酶、黄疸指数降至正常，HBsAg 1∶128。后续养肝健脾，消热解毒以巩固之。

【按】湿热黄疸用茵陈蒿汤治疗，是张仲景治疗湿热黄疸的有效方剂。急性黄疸型肝炎多属湿热为患，通利二便尤为重要，二便通则邪有出路。不论有无黄疸，大黄为必用药物，黄疸型大黄用量偏重，其泻下作用能使湿浊毒邪从大便而泻，其优点能使黄疸指数和谷丙转氨酶迅速下降。生大黄初服可能引起腹泻，连续服用 2～3 天后，即转正常。本着"治湿不利小便，非其治也"的精神，用六月雪、田基黄、平地木、垂盆草等利湿药。茵陈蒿既能清热，又能利湿，而且芳香有助于化湿，为古今治黄疸的首选药，黄疸轻者用30克，重者用60克或更多，60克以上加包单煎，防止茵陈耗水太多，影响群药的效能。

湿热毒邪郁结肝胆，肝失疏泄，导致气滞血瘀，这是急性肝炎必然的病理机制。故活血化瘀药应贯穿治疗之始终。重用芍药清热活血散瘀，用丹参活血而不破血，虎杖利湿退黄、活血通络，郁金行气活血利胆，平地木利湿活血祛瘀，大黄活血行瘀，其利疸作用也很强，栀子清热凉血，通泄三焦之火，共奏活血化瘀、清热祛湿之功。活血以利化湿，活血可促使气行肝疏。活血化瘀能改善肝脏血液循环，缩短退黄降酶时间，促进肝功能恢复，有利于肝肿大回缩，较单纯清热祛湿一法疗效为优。

2. 急性肾炎

皇某，女，12岁，学生。1986年8月3日初诊。

两下肢疮疖愈合不久，3天前开始面目浮肿，继而全身皆肿，肢节酸重，小便量少，发热，咽喉红肿疼痛，舌苔薄白，脉浮滑而数。尿检蛋白（+++），红细胞（+++），白细胞（++），管型（+），血压146/94毫米汞柱。证属风水相搏，治拟疏风解表，宣肺利水，用麻黄连翘赤小豆汤加减。

炙麻黄9克　连翘12克　赤小豆15克　桑白皮9克　蒲黄（包）9克　小青草20克　萹草15克　茜草根12克　车前子12克　白茅根20克　生姜皮6克　金银花12克　生甘草6克　10剂。

二诊：水肿消退，尿量正常，舌苔薄白，脉细。血压124/72毫米汞柱。尿检：蛋白微量，红细胞少许，白细胞、管型均阴性。治拟健脾补肾、清利余邪为主。

生黄芪15克　炒山药15克　益母草15克　石韦15克　山萸肉9克　蒲黄（包）9克　生地黄12克　小青草15克　萆草15克　茜草根12克　丹皮9克　生甘草5克　14剂。

三诊：体征消失，尿检正常。后期连续治疗三个月，尿检及肾功能检查均正常，半年后随访未复发。

【按】治疗急性肾小球肾炎最棘手的是消除蛋白尿。蛋白尿大多系脾虚气陷及肾虚收摄无权而下泄之精微，所以表解肿退后宜健脾补肾，用黄芪、山药益气健脾，山萸肉补肾填精。为除余邪仍伍用麻黄连翘赤小豆汤，并加入小青草、萆草、金银花。如此攻补兼施，有利于疾病的根本治愈。

3. 病毒性心肌炎

吴某，女，39岁，工人。1995年4月12日初诊。

近半个月来咽痛咳嗽不断，近日又觉得胸闷、心慌、气急、疲倦乏力，动则汗出。心电图异常，有室性早搏。呼吸音异常，心音低钝，心前区可闻及收缩期Ⅱ级杂音。西医诊断为病毒性心肌炎。患者神倦，舌质红苔白微黄腻，脉有歇止。此乃外感风热，邪毒袭肺，内舍于心，治拟清热解毒，益气养阴。

太子参30克　紫丹参30克　广郁金15克　炒苦参15克　连翘15克　大青叶15克　板蓝根15克　麦门冬9克　生地黄15克　五味子6克　炙远志6克　甘松15克　桂枝9克　降真香5克　炒白术15克　茯苓15克　炙甘草9克　7剂。

二诊：咽痛咳嗽减轻，胸闷、心悸、气急有改善。在上方基础上加炒麦芽 15 克，焦神曲 15 克。10 剂。

三诊：在上方基础上清热解毒药减量，加黄芪 15 克，党参 15 克，及川芎等行气活血药。10 剂。

经三个月的治疗，胸闷、心悸、气短等自觉症状消失，心电图恢复正常，一年后随访未复发。

【按】病毒性心肌炎起源于肺而病变在心，正如叶天士所言："温邪上受，首先犯肺，逆传心包。"心悸、怔忡之证虚多实少，兼有实证，也多本虚标实或虚实夹杂之类。在病理方面基本表现为虚实两个方面，急性期常表现为本虚标实，慢性期以虚为主，其虚者主要表现为气血阴阳的亏损，其实者则为邪热痰瘀。

从方药组成的基本功能看：党参、黄芪等补气药具有改善心脏功能，增加心肌血流量，降低心肌耗氧量，提高供氧量的作用；大青叶、板蓝根、连翘旨在控制病毒或扫除原发病灶，以利心肌功能的恢复。如感染后心肌炎复发，往往咽痛明显，可加用其他清热解毒药；苦参、甘松、桂枝有较强的纠正心律作用；活血常选丹参、益母草，二药功效可靠，药性平和，久服而无留弊，丹参一味功同四物，益母草一味行血不伤新血，养血不滞瘀血。现代药理研究证明，活血化瘀药能扩张血管，减少阻力，增加血流量，改善心肌的供氧供血，有利于炎症的吸收。

4. 睡眠障碍

周某，女，70 岁，2015 年 5 月 13 日就诊。

主诉：失眠 5 年，加重半月。

病史：患者诉 5 年前因故情绪抑郁后开始入睡困难，常到深夜一两点才能睡着。自服安神药（枣仁安神胶囊），症状时好时作，甚则服舒乐安定片1片，睡前服。多方求医，中西医并用，但症状未见明显改善。近半月来，因有事情刺激，彻夜不眠，即使入睡后易多梦，情绪非常焦虑，伴头晕耳鸣，纳食不佳，腹胀不消，大便不畅，小便尚正常。查体：神志清楚，神情焦虑，面色偏红。语言清晰，呼吸均匀。舌体大小适中，活动灵活，舌质尖边红，舌苔薄黄，舌底脉络未见迂曲，脉弦数，左尺虚数。

辨证分析：患者七情内伤，心情抑郁不乐，肝气郁结，日久气郁化火，肝火上扰则心神不宁；肝火灼伤肾阴，故阴不制其阳，阳不入其阴而难以入睡；舌尖边红，舌苔薄黄，脉弦数，说明心肝有郁火；尺脉虚数乃肾水不足之象。归纳四诊所得，本病当属心肝火旺扰神，心肾不交之证。病位虽在心，实则在肝。

诊断：中医诊断：不寐（心肝火旺，心肾不交）。西医诊断：睡眠障碍。

治法：清肝宁神，交通心肾法。

处方：百合地黄汤合黄连阿胶汤加减。

百合15克 生地黄15克 丹参15克 郁金9克 青龙齿（先煎）15克 远志6克 合欢花10克 炒酸枣仁15克 丹皮9克 菊花9克 炒白芍15克 茯苓15克 炒黄连1.5克 7剂。

2015年5月20日二诊：患者服药7天后睡眠明显改善，情绪较稳定，胃纳转佳，大小便正常。舌渐变略红，苔薄黄，脉微弦数。心肝郁火已减大半，仍守前法。方如前，丹皮减为6克。7剂。避免情绪波动，保持心情开朗，饮食宜清淡。

【按】该病人同时存在两个证，但有主次之分，要抓主证并兼顾次证，用药一击即中，疗效颇佳。方中百合养心阴，生地黄补肾阴，丹皮、菊花清肝之用，量不能重，因病人久病已经伤阴，过用则更伤。远志既能开心气而宁心安神，又能通肾气而强志不忘，为交通心肾、安定神志之佳品。合欢花、郁金、丹参疏肝理气解忧郁而不伤阴。炒酸枣仁、龙齿，共建镇静宁心安神之用。炒黄连入少阴心经，降心火，不使其炎上，用量宜轻不宜重，重则伤心肾之阴。用药不在于重而在于准和巧，用得对四两可以拨千斤，用错且量重则伤人于无形。

5. 肾结石伴肾积水、输尿管结石

方某，男，42岁，2014年5月7日就诊。

主诉：左侧腰痛一月余。病史：患者诉一月前突感左侧腰痛，疼痛剧烈，牵及左侧下腹部，小便频急，恶心欲吐，大便偏稀。当时B超提示：左肾多发性结石伴积水，左侧输尿管上段结石（1.2厘米×1.0厘米），尿常规：蛋白（+），RBC（++++），WBC（+）。经解痉止痛治疗后，予以体外冲击波碎石。但一月来仍感腰部酸胀隐痛，小便频急，遂来中医科就诊。既往体健。查体：形体肥胖，神志清楚，语言清晰，呼吸均匀，舌体正常，舌质偏红，舌苔厚腻，舌底脉络未见迂曲，脉细弦滑。体格检查：体温37.0℃，血压120/80毫米汞柱，心率80次/分，律齐，杂音未闻及，双肺听诊呼吸音正常，腹部未见明显异常，左肾区叩击痛（+-）。

实验室检查：B超：左肾多发性结石伴积水，左侧输尿管结石（0.6厘米×0.6厘米）；尿常规检查：尿蛋白、白细胞、红细胞均

正常。

辨证分析：患者形体肥胖，痰湿之体，积湿生痰，下注膀胱，尿液受其煎熬，日积月累，尿中杂质结成沙石而成此病。沙石不能随尿排出，气机不利，气血交阻，通降失畅，不通而痛，故见疼痛；结石损伤脉络，则尿中带血；湿热下注膀胱，则尿频、尿急；舌红苔厚腻，脉细弦滑均为湿热中阻之象。病位在肾与膀胱，证属本虚标实。

中医诊断：石淋（膀胱湿热）；西医诊断：肾结石肾积水，输尿管结石。

治法：清热利湿，通淋排石。

方药：四金汤加味。

广叶金钱草30克　海金沙30克　生鸡内金15克　炒车前子、石韦、滑石、冬葵子、川牛膝、郁金、王不留行、炒白术、黄芪各15克　肉桂3克　炒元胡索、炒白芍、葛根各30克　炒黄芩9克　炒枳壳12克　莪术15克　甘草6克　7剂。

嘱多饮水，忌酒。

二诊：药后患者腰痛大减，排尿通畅，上方改炒元胡索15克。续服三周后，B超复查：左肾结石（米粒样），左肾积水消退，左输尿管未见结石。

【按】《诸病源候论·诸淋病候》："诸淋者，由肾虚而膀胱热故也。"《金贵翼·诸淋》："其膏、砂、石淋，必须开郁行气，破血滋阴方可。"用广金钱草、海金沙、生鸡内金通淋排石，黄芪、白术补肾气，宗五苓散及滋肾通关丸之意，用肉桂温阳，莪术破积消坚，王不留行、川牛膝活血通利下行，郁金、枳壳行气，黄芩清热，生地黄滋阴，重用元胡、白芍、葛根行气缓急止痛，扩张输尿管，以利结石排出。且现代医学研究表明，王不留行具有使结石变脆的药理作用。该方辨病、辨证、辨体质三位一体，具有清热利尿、解痉止痛、排石的作用，临床疗效颇佳。

6.慢性肾病、肾功能不全

陈某，男，82岁。2016年3月18日就诊。

主诉：眼睑及双下肢浮肿一月。病史：患者诉一月来眼睑及双下肢浮肿，尿量减少，夜尿多，腰酸，四肢倦怠，大便溏稀。既往史：高血压二十年，糖尿病十二年。平时规则服药，血压、血糖控制比较平稳。查体：神志清楚，眼睑浮肿，面色㿠白，语言清晰，呼吸均匀，舌体胖大，舌质淡胖，边有齿痕，苔薄白，舌底脉络可见迂曲，脉沉细而滑。体格检查：体温36.8℃，血压140/70毫米汞柱，心率80次/分，律齐，未闻及杂音，双肺呼吸音清晰，腹部平软，肝脾肋下未触及，全腹无压痛及反跳痛，双肾区无叩击痛，双下肢轻度浮肿。

实验室检查：尿常规：蛋白尿（＋），红细胞、白细胞正常；血肾功能：肌酐126微摩尔/升，尿素氮8.6毫摩尔/升，尿酸401微摩尔/升；B超：双肾输尿管膀胱未见明显异常。

辨证分析：老年患者，久病体虚，脾肾阳虚，阳不化气，水湿内停，则水肿；膀胱气化不利，则小便量少；阳虚不能温煦上荣则面色㿠白；肾虚则腰酸，脾虚则精微不化，倦怠乏力，肾虚不固，则水谷精微流失，大便稀溏；舌淡胖、苔薄白、脉沉细均为阳气虚衰，水湿内停之候。病位在脾肾，以肾为主，证属本虚标实。

中医诊断：水肿（脾肾阳虚）；西医诊断：慢性肾病，肾功能不全。

治法：温补脾肾，化气利水。

方药：济生肾气丸加减。

黄芪15克　党参15克　炒白术15克　熟地黄15克　山茱萸15克　炒山药15克　川芎30克　丹参30克　积雪草30克　小青草15克　益智仁15克　菟丝子15克　巴戟天15克　金樱子15克　芡实15克　茯苓皮15克　甘草6克　7剂。

嘱优质蛋白饮食，低盐，忌酒。

二诊：患者服药一周后，水肿减轻，尿量增多。效不更方，改茯苓皮10克，黄芪30克，余药同前，7剂。此后患者连服中药一月，复查尿常规正常。续服药二月，血肾功能正常。嘱继续服药一月，以巩固疗效。患者于半年后复查尿常规，血肾功能均正常。

【按】该病人的水肿是由于脾肾阳虚，水湿内停而致。方中黄芪、党参、白术健脾补肾气；根据阴阳的互根性，善补阳者，必于阴中求阳，阳得阴助则生化无穷，熟地黄、山茱萸、山药滋补肾阴；益智仁、菟丝子、巴戟天温补肾阳，温而不燥；金樱子、芡实水陆二仙丹，补肾涩精；再者久病入络，加紫丹参、积雪草、川芎活血化瘀，取血行水亦行之意；小青草、积雪草清利湿热（也可加用石韦、萆草）。本虚与标实的一对矛盾始终贯穿在病变过程中，必须权衡轻重缓急，以求事半功倍。

盛鸿烈

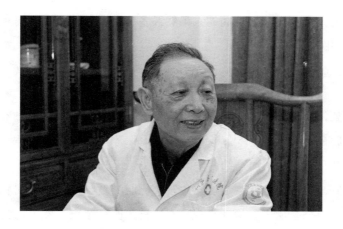

从医格言：凡是治病的技术，知识和经验我都要尽力学
会它，并用它为广大人民群众的健康服务。

盛鸿烈，男，1941年1月26日出生，浙江桐庐人。中西医结
合副主任医师。1959年毕业于浙江省杭州卫校，先分配在杭州安装
公司，1962年分配到方埠卫生院工作。1960年入浙江医科大学医疗
系函授，1966年毕业。

在工作中觉得许多病，西医不能很好解决，而中医能解决，而
立志学习中医。其父盛梅亭是当地有名望的中医，在他的亲自传授
指导下，盛鸿烈医师在工作中试着用中西两法治疗疾病，疗效大有

提高，病人越来越多，在群众中逐渐有了声誉。1984 年被提拔为业务院长，并担任桐庐县政协委员（四届）共 12 年。1990 年后多次被评为县级优秀党员、先进工作者。1994 年被评为杭州市劳动模范，1995 年被评为浙江省劳动模范，1996 年晋升中西医结合副主任医师。2001 年退休后，求医看病的人仍然很多，2013 年 5 月进入桐庐县中医院国医馆工作。

一、主要成果

盛鸿烈医师年轻时喜欢用中医验方，曾在新登兰溪等地采过草药，后在实践中逐步体会辨证论治，又系统学习浙江中医学院教材，加之名师指点，中西医结合诊治水平快速提升，1998 年被评为第一批桐庐县名中医。在参加杭州市肾、肝胆结石学术会议培训后，制订出结石病基层中医诊疗常规。在《杭州医药杂志》发表论文《小儿湿疹治疗》。在《浙江中医杂志》和《中医西结合杂志》发表学术文章 8 篇，如《中西医结合治疗乳腺增生》《中西医结合治疗肝硬化》等。盛鸿烈医师在方埠卫生院 37 年如一日，扎根农村坚守岗位，艰苦创业毫无怨言，其事迹《奉献在乡村》刊登在杭州市卫生局编的《杭州市卫生系统优秀医务工作者事迹纪实·天使风采展》。

二、学术思想

中医治病的精髓就是辨证论治。几千年的社会变迁和历代医家的临床实践积累了宝贵的治疗经验，给我们丰富的诊疗手段，治疗方法以及成千上万的药物和工具。根据发病的病因、过程，临床表现来决定采取哪类辨证方法，如三焦辨证、脏腑辨证，通过四诊八纲分析，贴合病人病情制订出合理的治疗方案，以期得到最满意的效果。

三、临证经验

1. 肝硬化

例 1 应某，男，53 岁，徐家埠人。2001 年 3 月 1 日初诊。

患者于 2000 年下半年起感觉腹胀纳差，全身乏力。在县医院检查：乙肝、肝功能异常，脾大，诊断为肝硬化腹水。

检查：精神萎靡，面色暗黄，闷闷不乐，纳谷不香，腹部膨隆，移动性浊音阳性，脾肋下触及，下肢稍肿，脉弦小，舌暗红，苔淡黄。辨证：肝气郁滞，脾肾阳虚，湿热内蕴。治法：疏肝理气，清热利湿，健脾补肾。处方：

太子参 15 克　炒白术 12 克　茯苓 12 克　当归 10 克　赤芍 15 克　菟丝子 20 克　茱萸肉 10 克　炙鳖甲（先煎）20 克　香附 10 克　陈皮 10 克　生黄芪 30 克　田基王 20 克　垂盆草 20 克　龙胆草 3 克　茯苓皮 15 克　佩兰 15 克　丹参 30 克　郁金 10 克　泽泻 20 克　14 剂。

药后谷纳增，腹胀减，精神稍好。原方再服 7 剂。浙江民间中草药有老鸦柿根治好肝硬化记载，请其兄弟上山采集加入中药同服。

二诊：一般情况有好转，舌苔已不黄。原方去龙胆草，加老鸦柿根 20 克，服 14 剂。

三诊：一个多月治疗，腹水消退不明显，精神食欲有好转，肝功能稍好，但白蛋白＜30克/升。脉沉弱，舌稍暗红，苔白。系肝脾肾亏损，宜健脾胃、大补肝肾。处方：

党参15克　麸白术15克　茯苓15克　陈皮10克　砂仁（后下）4克　木香10克　生黄芪30克　菟丝子20克　当归10克　麸白芍10克　枸杞子15克　黄精20克　紫河车（研吞）6克　炙鳖甲20克　丹参30克　地龙6克　泽泻30克　泽兰20克

上方治疗一月余，一般情况较前好转，腹水明显减轻。按上方治疗加减共治三年后，各项指标趋向正常，以后间断性服药，现已71岁，健在。

例2　刘某，女，56岁，横村胜峰人。2003年9月4日初诊。

患者因乏力，纳差，皮肤、小便发黄，腹部胀大去杭州住院，诊断为肝硬化腹水晚期，治疗半个月效果不理想。医生告诉患者丈夫肝硬化腹水已晚期，治疗效果不理想，病人自动出院。经人介绍，邀我出诊：自述一年来全身乏力气短，纳差，腹胀大，小便黄。诊见皮肤、巩膜黄染，消瘦，腹胀，左颈部、左手有蜘蛛痣，肝掌，脾肿大，移动性浊音阳性，肝功能异常，蛋白比例倒置，脉小弦，舌暗红少津少苔。

辨证：肝脾肾同病，属气阴大亏伴血瘀。治法：健脾开胃，大补肝肾气阴，活血化瘀利水。处方：

当归12克　生白芍10克　赤芍15克　炒白术15克　郁金10克　丹参30克　茯苓皮20克　泽泻20克　泽兰20克　生黄芪30克　炙鳖甲20克　老鸦柿根20克　茵陈30克　焦山栀6克　砂仁（后下）4克　太子参30克　大腹皮20克　猪苓15克　紫河平粉

（吞服）6 克

西药给予利尿、补充白蛋白及营养支持。

二诊：治疗一月后精神食欲稍好，黄疸减，但腹水消退不明显。

上方加减对症治疗半年后，病情基本稳定，生活能自理。但因病情严重，腹水不能完全消退，间断服中医药 15 年维持，现已 74 岁，仍能生活自理，有时帮儿子做些杂活。

【按】《浙江民间中草药》第一册中记载老鸦柿根加大枣同煮治愈肝硬化 1 例。我用老鸦柿根 15 ～ 20 克加入辨证中药方中，治疗各类肝硬化 60 余例，有一定效果，秋冬季采挖较好。

2. 便秘

诸某，男，41 岁，长运公司职工。1997 年 4 月 10 日初诊。

经常便秘已数年，常 6 ～ 7 天大便一次，需服药用开塞露灌肠才解一次，大便稍硬不坚。多处治疗效果不理想，杭州医院建议手术治疗，因有顾虑而未去。诊见面色稍萎黄，纳欠佳，脉濡，舌淡红苔稍腻。证属脾肾阳虚，运化无力，治宜健脾补肾，理气导滞通络。处方：

熟地黄 20 克　当归 20 克　肉苁蓉 20 克　枳实 12 克　生白术 60 克　党参 15 克　干姜 6 克　厚朴 15 克　橘络 5 克　火麻仁 20 克　郁李仁 15 克　14 剂。

嘱多吃水果、蔬菜，每天服用较多的黑木耳，多喝开水，每早按摩腹部（顺时针方向）100 次，然后去卫生间排便，培养大便意识，半个月复诊。

二诊：按医嘱服药 14 贴，并配合饮食、按摩腹部后，稍好，大便 3 ～ 4 天一次。脉象仍较弱，舌淡红，苔少薄。上方加巴戟天 20 克，附子 8 克，生白术 80 克，14 剂。

三诊：服药后稍好，2 ～ 3 天一次，原方生白术加至 100 克，附子减为 6 克。

四诊：面色转红润，脉稍弱，大便 1 ～ 2 天一次。上方去附子，生白术加到 120 克。以后大便基本上一日一次。患者去年退休，便秘已愈。

【按】白术健脾益气、燥湿利水、固表止汗，便秘者宜生用、重用，有促进肠蠕动、分泌肠液之功效，而溏泄者，则宜用炒白术。对脾虚肠功能动力减退的老年人及病后体虚便秘者，我常用较大剂量的生白术加入辨证方中，有一定功效。

3. 荨麻疹

例 1 赵某，男，33 岁，横村凤联人。2002 年 8 月 10 日初诊。

平素体质差，每因饮食不当，情绪失常，感胃脘不适，纳欠佳，近来每于天热吹风后风疹即起，瘙痒汗出、口干、手足心热，影响睡眠。曾去皮肤科诊治，效不佳。刻下全身皮肤有散在粉红色风团，瘙痒难忍。脉浮缓而弱，舌淡红，苔薄白稍干。

辨证：证属气阴不足，表虚不固，复感风邪。

治法：益气固表，疏风清热，养阴健脾和胃。

处方：生黄芪 20 克　炒白术 15 克　防风 10 克　荆芥 10 克　地骨皮 15 克　香薷 9 克　天花粉 15 克　麻黄根 9 克　砂仁 3 克（后下）　焦六神曲 12 克　茯苓 12 克　山药 15 克　炒枣仁 18 克　10 剂。

二诊：药后明显好转，但不敢吹电风扇。

生黄芪 20 克　生白术 15 克　防风 10 克　太子参 15 克　茯苓 10 克　蜜甘草 6 克　生地黄 15 克　山药 15 克　蒸萸肉 10 克　地骨皮 15 克

嘱再服三周，改善体质，以绝后患。

例 2　周某，男，24 岁，横村胜峰人。1979 年 8 月 5 日初诊。

全身皮肤起风团，瘙痒七八天，时起时消，皮肤划痕征阳性。全身皮肤散在淡红风团，舌淡红，舌薄白，脉沉细弱。

辨证：风邪束表，肺气失宣。

治法：祛风和血，清宣肺气。

处方：防风 10 克　荆芥 10 克　地肤子 15 克　白蒺藜 12 克　蝉衣 6 克　当归 12 克　苦参 12 克　红花 8 克　桑叶 10 克　白鲜皮 15 克　熟地黄 18 克　菟丝子 24 克　杏仁 10 克　麻黄 5 克　生石膏 15 克　甘草 6 克　生枳壳 10 克.

服药一周，皮疹基本消退。

二诊：病情好转，但体质较差，脉沉弱，舌淡红，苔薄白。

治法：增强体质，调和营卫。

处方：生黄芪 20 克　生白术 15 克　防风 10 克　当归 10 克　生白芍 10 克　鸡血藤 30 克　熟地黄 20 克　潼蒺藜 20 克　太子参 20 克　蝉衣 6 克　蜜甘草 6 克　14 剂。

例 3　李某，女，45 岁，富春江镇人。1971 年 9 月 13 日就诊。

有高血压病史。荨麻疹夏秋季反复发作，风团奇痒近一月，服用西药效果不好。脉弦，舌稍红，苔白，手心稍热。

辨证：湿热蕴于肌肤。

治宜：清热除湿，疏风止痒。

处方：金银花20克　荆芥10克　防风10克　苦参15克　白蒺藜15克　蝉衣9克　赤芍15克　黄芩10克　桑叶12克　牛膝10克　泽泻12克　白鲜皮20克　白扁豆12克　7剂。

二诊：好转，手心稍热，睡眠欠佳，系心经有热。

处方：桑叶10克　菊花10克　生白芍12克　地骨皮15克　黄连4.5克　生枣仁15克　炒枣仁15克　首乌藤30克　五味子10克　甘草6克　牡蛎（先煎）30克　龙骨（先煎）30克　蝉衣6克　生黄芪30克　生白术10克　防风9克　14剂。

一个月来告，风团已好。

例4　张某，女，18岁，学生，江南镇人。2012年8月20日就诊。

主诉：每年夏秋季易发风团已十年。病起先有脐周皮疹，继而全身风团奇痒，六七天后慢慢消退，咽部有时有风团影响进食，遇风尤为明显。脉弦细，舌淡红，苔薄白。

辨证：表虚不固，风邪外袭。

治法：治宜益气固表、和血。

处方：防风10克　荆芥10克　葛根15克　白蒺藜15克　蝉衣10克　当归14克　生地15克　羌活6克　独活12克　红花12克　夏枯草15克　银花15克　生黄芪15克　生白术12克　煨草果12克　7剂。

二诊：服药后好转。

　　荆芥 10 克　防风 10 克　蝉衣 10 克　白蒺藜 15 克　当归 10 克　生地黄 15 克　红花 10 克　夏枯草 15 克　生黄芪 20 克　生白术 12 克　14 剂。

　　三诊：一般情况好，9 月初又要开学，给予玉屏风颗粒每次一包，一天三次善后。

　　【按】荨麻疹治疗应注意治风先治血，血行风自灭，在祛风药中配当归、生地黄、熟地黄、赤芍、红花等和血行血药。

　　风热型：多见急性荨麻疹风团色红、灼热奇痒，舌质红，脉浮数。宜清热疏风为法，常用金银花、荆芥、防风、蝉衣、桑叶、白蒺藜、赤芍、浮萍等药。

　　风寒型：多见慢性荨麻疹，风团色白、反复发作，奇痒，舌苔薄白，脉浮弦或紧。宜疏风散寒为法，常用防风、荆芥、羌活、桂枝、当归、红花、黄芪等药。

　　气血两虚型：多见慢性荨麻疹，风团反复发作，多年不愈，常感疲乏无力，舌质淡红，脉细弱。治宜益气养血，固表疏风为法，常用黄芪、白术、防风、当归、生地黄、熟地黄等药。

4. 小儿疳积

　　病因：调护不当，饮食失节，冷暖失调；小儿偏食，脾胃失调，肠寄生虫；药物攻伐太过。

　　证候：以上原因导致脾胃虚损，津液干涸而致的慢性营养不良性疾病，表现为面色萎黄，头发焦稀，腹胀大，肢瘦，青筋暴露，口馋善饥，便秘，溏泻等气血两虚的症状。以往中药常用打虫药配伍，现在卫生条件好了寄生虫少了，如有寄生虫只吃一两天打虫药即可。经验方：

太子参 6 克　炒白术 6 克　生鸡内金 6 克　焦六神曲 6 克　炒麦芽 10 克　山药 10 克　陈皮 6 克　沙参 6 克　地锦草 20 克　炒扁豆 10 克　生山楂 6 克　木香 6 克　生黄芪 10 克　防风 6 克　红枣 10 克

连服 2 ～ 3 周，每剂水煎二次，早晚两次口服。

5. 脱发

例 1　李某，男，40 岁，横村凤联人。2016 年 7 月 20 日初诊。

主诉：家中建房较辛苦，一月来头发圆片状脱落，稍痒，有时头昏，睡眠多梦，记忆力差，易疲劳，饮食一般。脉涩尺弱，舌淡红，苔薄白。

辨证：肝肾不足，血虚生风。

治法：滋补肝肾，养血祛风，佐益气健脾。处方：

制首乌 15 克　熟地黄 15 克　枸杞子 15 克　菟丝子 15 克　地肤子 15 克　桑寄生 20 克　当归 10 克　白蒺藜 15 克　菊花 10 克　人参叶 12 克　黄精 20 克　桑叶 10 克　旱莲草 15 克　女贞子 30 克　潼蒺藜 15 克　盐杜仲 20 克　龙骨（先煎）30 克　牡蛎（先煎）30 克

水煎二次，早晚服用。

外用药：生侧柏叶 100 克白酒 500 毫升浸泡 7 ～ 10 天，加樟脑粉 3 克外用局部涂敷，一天二次。

二诊：左脉关尺弱，舌稍红，苔薄白。治宜滋阴补肝肾，益气活血通络。

处方：炒枣仁 15 克　菟丝子 20 克　女贞子 30 克　旱莲草 20 克　骨碎补 20 克　当归 10 克　川芎 8 克　夜交藤 15 克　潼蒺藜 20 克　盐杜仲 20 克

上方加减治疗 3 ～ 4 个月后头发渐长出。

例 2　范某，女，11 岁，桐庐镇人。2016 年 10 月 2 日初诊。

患者 9 月份开学读六年级稍紧张，近一月来圆片状脱发三大块，稍痒，多梦，心悸，诊断为斑秃。症见前额上方右侧，右头顶、后头部各有一圆形脱发处，前额上方较大。脉稍数，舌稍红。

辨证：肝肾不足，血虚生风。

治法：滋补肝肾，养血祛风，佐以凉血。

处方：炒枣仁 10 克　枸杞子 10 克　人参叶 10 克　菟丝子 15 克　当归 10 克　白蒺藜 15 克　地肤子 10 克　桑寄生 12 克　橘络 5 克　天麻 8 克　茜草根 15 克　土茯苓 20 克　白鲜皮 15 克　生地 15 克　五味子 6 克　制首乌 12 克　防风 10 克　丹皮 8 克　赤小豆 20 克

7 剂，水煎服，一日二次口服。

外用：鲜毛姜 40 克，60 度白酒浸一周后，用棉签浸药酒外敷擦病变部位，一天二次。告诉患者及家属此病需慢慢来，3 ～ 4 个月才见效。先后共复诊十余次，三四个月后头发全部长出。

【按】斑秃又称"油风"，系肝肾不足，阴血亏虚所致，血虚肌肤失养，邪风乘虚而入，风盛血燥，不能营养毛发。肾之华在发，发为血之余，肾足血盛，发润而长。故对本病治疗多以滋养肝肾、养血活血、祛风清热为法。桑寄生、女贞子、枸杞子、何首乌、菟丝子、杜仲、骨碎补、旱莲草、生地黄、熟地黄、当归、川芎、红花等滋补肝肾、养血活血；桑叶、白蒺藜、防风、菊花、丹皮、地肤子、白蒺藜祛风清热；酸枣仁、首乌养血安神。脾胃不和加白术、陈皮、蜜甘草、橘络、砂仁等。

6. 风湿热（关节炎）

例1 李某，女，12岁，横村方埠人。1999年7月10日初诊。

患者一周来，左腕关节、右膝关节红肿痛热伴发热7天。在外科就诊，诊断为关节炎，给予青霉素、庆大霉素静脉滴注三天。三天后未好转，转来我处就诊。

检查：体温38.4℃，左腕关节、右膝关节弥慢性红肿痛，白细胞稍高，血沉38毫米/小时，抗"O"1：280，诊断为风湿性关节炎。

辨证：脉数，舌稍红，苔稍黄腻，系风湿热侵入经络关节、气滞血瘀，血液流行不畅，蕴结不解，引起发热关节肿痛，证属热痹。

治法：祛风清热、化湿通络。

处方：赤芍15克　当归10克　银花20克　黄芩12克　忍冬藤30克　络石藤30克　生薏仁30克　威灵仙15克　秦艽10克　青风藤40克　桑枝20克　牛膝15克　千年健20克　土茯苓30克

7剂，水煎服一天二次。

二诊：服药一周后稍好转，上方青风藤加到60克再服7天，发热、关节痛减轻。

三诊：上方去秦艽，青风藤加到90克。当天服药后头面部有红肿痒等反应，给予扑尔敏片4毫克对症处理，第二天病证减轻大半。

四诊：关节红肿痛热已基本缓解，月经来初潮。脉稍虚弱，舌淡红，苔白。予调养方。

生黄芪 20 克　麸白术 12 克　北沙参 12 克　忍冬藤 30 克　当归 10 克　生地 12 克　麸白芍 10 克　茯苓 12 克　青风藤 50 克　防风 10 克　陈皮 8 克　地骨皮 15 克　炒鸡内金 12 克

服中药期予以青霉素（长效）一月一次，强的松治疗 4 个月。

例 2　杨某，女，21 岁，桐庐钟山人。2015 年 8 月 2 日初诊。

患者发热、头痛、全身关节痛十余天，曾在杭州就诊，治疗效果不佳。天热，开支大，返回桐庐治疗。

检查：体温波动于 38.1℃～39.2℃ 间，稍畏寒，咽部稍充血，关节无明显红肿，左膝关节、右腕关节疼痛明显。血常规：白细胞轻度升高，血沉 71 毫米 / 小时，抗"O"1∶240。病人发热十余天，但精神尚可，无病灶。脉数，舌稍红，苔薄黄。

辨证：热痹。

治法：祛风除湿、清热通络。

处方：柴胡 15 克　黄芩 15 克　甘草 6 克　威灵仙 15 克　秦艽 10 克　青风藤 60 克　葛根 30 克　忍冬藤 30 克　鸡血藤 30 克　当归 10 克　川芎 10 克　天花粉 20 克　银花 30 克　地骨皮 30 克　土茯苓 30 克　三叶青 10 克

3 剂，水煎服，一天二次。

二诊：体温降至 37.1℃～37.9℃，头痛关节痛减轻。

原方 5 剂，青风藤由 60 克加到 90 克。到第 4 天时，服药后头部热痒感，给扑尔敏片对症处理。

三诊：服药后，体温退至 36℃～37℃，头痛、关节痛大大减轻。脉稍弱数，舌淡红，苔薄白，纳差，乏力感。

处方：太子参 15 克　北沙参 10 克　麦冬 8 克　五味子 8 克　生地黄 15 克　地骨皮 20 克　生黄芪 20 克　生白术 12 克　防风 10 克　青风藤 100 克　秦艽 10 克　桑枝 20 克　牛膝 15 克　忍冬藤 30 克　威灵仙 15 克　鸡血藤 30 克　当归 10 克　麸白芍 12 克　14 剂。

期间配合激素治疗共 4 个月，长效青霉素一月一次。

四诊：一般情况趋向正常，给予八珍汤合玉屏风方善后。

现已三年余，一般情况好。

【按】大剂量青风藤治疗风湿痛是十几年前从《健康报》上学习的。河南少林寺僧给风湿病患者治疗常用青风藤四两（旧秤，约 125 克），服药后，多数人头面部红热肿痒，但效果不错。我考虑年龄、体质、症状不同，在辨证基础上将青风藤加入中药方中从轻到重，有利病情缓解痊愈。为防止并发症（风湿性心脏病），我也参考西医，每月注射长效青霉素和激素治疗，效果不错。

7. 艾迪生病

闻某，男，43 岁，桐君街道阆苑人。于 1998 年 5 月 1 日就诊。

患者数月来因疲乏、怕冷、全身皮肤变黑、纳差消瘦，在桐庐、杭州等地就诊，因未能确诊，治疗无效而来我处。在此前不久我一同学姐姐在重庆患此病，跟我说起病情，我翻阅了有关文献，因此见闻某，很快就与此病对上了号。

症见：患者精神差，有大片紫斑，皮肤变黑。脉细弱，舌淡暗。

辨证：气虚血瘀，肾阳虚衰。

治法：温补肾阳，活血化瘀。

处方：人参 6 克　麸白术 12 克　茯苓 12 克　蜜甘草 10 克　熟地黄 15 克　盐杜仲 20 克　菟丝子 20 克　补骨脂 10 克　桑寄生 20克　肉桂（后下）6 克　附子 10 克　当归 10 克　蜜黄芪 20 克　川芎 10 克　丹参 20 克　水蛭 6 克　仙灵脾 20 克　鸡血藤 30 克　巴戟天 15 克

7 剂水煎，一天二次口服，同时每天早上 7～8 点服强的松 30毫克。

二诊：服药后精神食欲稍有好转，脉仍细弱，舌象同前，上方再服 14 剂。

三诊：手、足转温，面部有了血色，脉稍弱，舌转淡红，瘀斑仍有。上方水蛭减为 4 克，14 剂。

四诊：脉稍软弱，舌上瘀斑转小，舌色淡红。

处方：党参 30 克　麸白术 12 克　茯苓 15 克　蜜甘草 6 克　熟地黄 15 克　当归 10 克　川芎 10 克　炒赤芍 12 克　蜜黄芪 20克　肉桂（后下）6 克　补骨脂 10 克　仙灵脾 20 克　巴戟天 15克　菟丝子 20 克　附子 6 克　胡芦巴 10 克　14 剂。

中药用近 2 个月，已见效，强的松缓慢减量，最终每日 10 毫克维持，面色转红润，自觉活力、精神、胃口均好转。

上方去肉桂、附子，改中成药桂附地黄丸 10 粒，一日三次，长期维持。

【按】本病又称慢性肾上腺皮质功能减退症，其脏器功能受损，不能完全恢复，需长期用肾上腺皮质激素维持。现已过去20年，患者目前已退休，情况良好。

8. 慢性咽喉炎

陈某，女，83岁，富阳渌褚大同人。2006年12月13日首诊。

主诉：咽部有痰，咳之不尽一年余。

一年多来，自觉咽部有痰难吐出，需反复清嗓吐痰，昼夜不宁。曾去新登、富阳、杭州多家医院就诊无效，某大医院医生认为是习惯使然，治疗难有效果，使老人大为不满，特来我处。病人心情急躁，口干，纳欠佳，睡眠不安。脉弦滑，舌暗红，苔薄黄稍腻。

辨证：痰瘀互结。

处方：血府逐瘀汤加味。

当归12克　赤芍15克　川芎8克　生地15克　桃仁12克　红花10克　柴胡6克　桔梗8克　土牛膝12克　麸枳壳10克　橘络5克　胆南星8克　天花粉15克　青竹茹15克　炒枣仁15克　首乌藤30克

10剂，水煎服。

二诊：服药后自觉症状减轻，近几天时有泛酸、口干，舌稍暗，苔薄黄，左脉弦右脉寸、关弦大有力。考虑木火刑金，痰瘀未清，予以平肝、清热、清肺心热痰。处方：

醋柴胡6克　生白芍20克　黄连5克　吴茱萸3克　丹参20克　降香10克　黄芩10克　葛根20克　石斛12克　远志6克　桃仁10克　红花8克　百合30克　百部10克　茯苓12克　清半夏8克　胆南星8克　川贝（研吞）4克　陈皮8克　甘草8克

7 剂，水煎服。

三诊：自觉好转，泛酸已无，脉弦，舌稍暗，曾有二天一次吐痰动作都未出现，心情大有改善。处方：

黄芩 10 克　地骨皮 15 克　蜜桑皮 15 克　生白芍 20 克　牡蛎（先煎）30 克　炙苏子 10 克　炒莱菔子 15 克　丹参 20 克　降香 10 克　全瓜蒌 30 克　川贝粉（吞）4 克　胆南星 8 克　甘草 8 克　南沙参 15 克　石斛 12 克　葛根 30 克

7 剂，水煎服。

四诊：病情大有好转，咳痰清嗓动作已很少，无明显不适，血压 140/86 毫米汞柱，脉稍弦数，右寸关略大，舌稍暗红，苔薄黄。予以清热平肝化痰。处方：

生白芍 20 克　黄芩 10 克　牡蛎（先煎）30 克　丹参 20 克　降香 10 克　生白术 10 克　地骨皮 15 克　蜜桑皮 15 克　川贝粉（吞）4 克　南沙参 15 克　胆南星 8 克　全瓜蒌 20 克　石斛 12 克

14 剂，水煎服。

数月后新登渌渚大同村病人来告诉老太太身体健康。

9. 外感后顽固性咳嗽

例 1　袁某，女，55 岁，横村胜峰板头人。2019 年 2 月 18 日初诊。

病史：外出受风感冒，咽痒、咳嗽一个月，晚上较明显，怕风，稍有黄痰，纳可，无汗，晚上因咽痒、咳嗽致睡眠不好。

检查：咽充血，两肺呼吸音粗糙，脉两寸浮，右寸浮大，舌淡红，苔稍腻，血压正常。

辨证：风热犯肺。

处方：炙麻黄6克　杏仁10克　桔梗10克　浙贝母10克　射干10克　木蝴蝶3克　皂角刺10克　金荞麦20克　黄芩10克　黛蛤散（包）15克　桑白皮15克　地肤子15克　人中白10克　生甘草6克　生薏苡仁20克　炒薏苡仁20克　焦六神曲15克　7剂。

嘱禁服荤、腥、辣、油炸食品。药后痊愈。

例2　芦某，男，56岁，横村联中人。2019年3月17日初诊。

主诉：咳嗽二个月。咽干、咽痒，咳嗽痰稍黄，晚上影响睡眠，自购药、输液抗炎治疗均未见效，因春节前后饮食荤腥辣等咳嗽始终不好。

检查：咽充血，右寸脉浮大，舌稍红少津，苔薄黄。

辨证：风热犯肺。

处方：炙麻黄6克　杏仁10克　桔梗10克　浙贝母10克　射干10克　木蝴蝶3克　皂角刺10克　野荞麦30克　黄芩12克　黛蛤散（包）15克　桑白皮15克　地肤子15克　人中白8克　生甘草10克　芦根20克　麦冬15克　肺形草15克　7剂。

忌烟酒、辣、荤、腥、花生、瓜子、油炸食品。

二诊：咳嗽好了大半，寸脉浮大已减，舌稍红，苔薄白。

生黄芪20克　生白术15克　防风10克　南沙参15克　麦冬12克　五味子10克　紫菀12克　蜜炙款冬花12克　甘草8克　7剂。

【按】本方是验方。嘱患者感冒后不要胡乱购药输液，注意饮食禁忌，衣着保暖，以免造成长期咳嗽不愈，影响身体、生活。

10. 神经性头痛

本病可发生在后头部（太阳经部位）、头的两侧（少阳经部位）连及耳部、前额眉棱（阳明经部位）、头顶连及眼部（厥阴经部位）。

疼痛发作时阵发性抽痛，持续 1 ～ 2 分钟后停止，过几分钟、十几分钟又发，令人难以忍受，服止痛片效果不好。一般属于气滞血瘀。经验方：

当归 10 克　川芎 12 克　赤芍 20 克　生地黄 15 克　桃仁 10 克　红花 10 克　全蝎粉（吞）3 克　炒僵蚕 8 克　甘草 6 克　醋元胡 15 克　陈皮 8 克　牡蛎（先煎）30 克　珍珠母（先煎）30 克

水煎二次，分早晚服。

全蝎有一定毒性，入肝经，息风止痛解痉挛，最好研粉吞每日 2 ～ 3 克；当归、川芎、赤芍、生地黄、桃仁、红花活血化瘀，赤芍用较大量与甘草配伍有解经止痛作用；元胡、陈皮理气止痛；牡蛎、珍珠母平肝潜阳。

例 1　程某，男，53 岁，横村人。2018 年 5 月 5 日就诊。

患者近两天心情不佳，睡眠差、头昏，前天起右侧头部及耳后、右颞部阵发性抽痛，每次持续几十秒到 1 分多钟后缓解，经过几分钟、十几分钟又发。到医院看过给甲钴胺片、地塞米松针加利多卡因针穴位注射、口服止痛片后稍好，但仍有抽痛。

检查：脉沉弦，舌质暗红，苔薄白。血压 140/90 毫米汞柱。

辨证：肝肾阴虚，肝阳上亢。

治法：平肝潜阳，滋肝肾，活血化瘀，解痉止痛。

处方：生地黄20克　赤芍20克　当归10克　川芎12克　全蝎粉（吞）3克　炒僵蚕8克　桃仁10克　红花10克　甘草6克　醋元胡15克　牡蛎（先煎）30克　珍珠母（先煎）30克　山药15克　蒸萸肉10克　7剂。

服药后疼痛减，间隔时间延长。

二诊：疼痛缓解，身体较差，睡眠欠佳，要求调理。上方加茯苓15克，远志6克，柴胡6克，香附10克，7剂。

三诊：头痛已好，仍有头昏、乏力。

处方：生地黄15克　山药15克　蒸萸肉10克　茯苓12克　丹皮8克　女贞子30克　旱莲草20克　龙骨（先煎）30克　牡蛎（先煎）30克　炒枣仁15克

10剂善后。

例2　冯某，女，59岁，横村徐家埠人。2018年9月6日就诊。

病史：丈夫病故，精神受创伤，经常失眠、头痛，饮食无规律。近几天，左颈、左后头部抽痛，每次发作半分钟到一分多钟，隔十几分钟发作一次，午后、夜里尤为明显，昼夜不宁。

检查：左颈、左后头部特别是枕大神经有压痛点。脉小弦，舌稍暗红，苔薄白，血压132/82毫米汞柱。

辨证：肝肾亏损，虚火上炎，气虚血瘀。

治法：平肝潜阳，滋补肝肾，活血止痛。

处方：生地黄20克　山药15克　蒸萸肉10克　茯苓15克　丹皮8克　当归10克　川芎10克　全蝎粉（吞）3克　龙骨（先煎）30克　牡蛎（先煎）30克　桃仁10克　红花10克　甘草6克　生

白芍 20 克　醋元胡 15 克　炒枣仁 15 克　制首乌 15 克　黄精 20 克　枸杞子 15 克　炒僵蚕 6 克　7 剂。

二诊：配合西药神经阻滞，口服甲钴胺片，当天晚上疼痛减轻，睡眠也好些，7 天服完后，病好大半。上方去川芎、全蝎粉加生黄芪 20 克，绿梅花 8 克，鸡血藤 30 克，减白芍 10 克，加醋柴胡 6 克，14 剂。

半月后精神、睡眠、饮食都基本正常。

三诊：给逍遥丸、六味地黄丸善后。

11. 临床经验方

婴幼儿黄疸方：茵陈 10 克，马蹄金 10 克，白蔻仁 4 克。水煎服，连服 5 ～ 7 天。

婴幼儿湿疹方：苍术 5 克，茯苓 6 克，薏苡仁 10 克，炒车前子 6 克，防风 4 克，水煎服。配合处方药：地塞米松针 10 毫克，黄连素粉 0.3 克（或黄连细粉 0.5 克），加甘油 20 毫升，调匀棉签涂敷，一天二次。

骨质增生散：白芥子 40 克，伸筋草 50 克，皂角刺 30 克，乳香 50 克，细辛 30 克，生白芍 30 克，没药 50 克，威灵仙 50 克，川芎 30 克，片姜黄 50 克，透骨草 50 克，冰片 4 克，环糊精 50 克（促渗透用），炒土鳖虫 30 克，丹参 50 克，共研末。取药末 20 ～ 30 克，白酒适量，调匀置纱布袋（双层），放痛处，用热水袋（温度 60℃）热敷半小时，每袋可用 5 ～ 6 次，一天二次。

方承宁

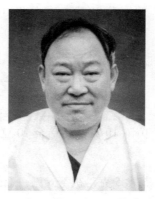

从医格言：我的医术高一点，病人的痛苦就会少一点。
当医生不仅要有一颗救死扶伤的热心，还要
有一门好的医术。

方承宁（1937—2013），男，汉族，中专学历。桐庐县富春江镇芦茨人。自幼好学，少年时就读于芦州中学，成绩优良。后因洪水时抢救大米负重后咯血，故放弃学业，在家中休养。时茅坪邵家村有一老中医邵苍松，精医术，懂五行八卦。见方师聪敏好学，遂收其为徒，三年中倾囊相授。从医五十余年，擅长肝胆之病的治疗，在本地颇有口碑。方师从学徒到担任院长，从富春江镇到芦茨卫生院，再到富春江中心卫生院，足迹走遍富春江山山水水，脚步踏遍富春江的家家户户。勤奋好学，不但医术精湛，而且医德高尚。1993年被桐庐县县政府首批命名为县级名中医。

一、主要成果

作为一个在基层行医的老中医，方师不但白天看病，而且夜晚学习、写作。曾发表《中西医结合治疗胆囊炎胆结石》《中医基础理论学习心得——论虚实》《治愈胆汁性肝硬化二例报告》。

二、临证经验

例1　金某，男，52岁。慢性乙肝多年伴高度黄疸。

在省级某三甲医院住院治疗。黄疸逐日升高，伴谷丙转氨酶持续大幅上升，同时出现脾大、血小板减少，形疲神差，皮肤巩膜深度黄染，尿液呈红茶色，大便秘结。口干、口苦，脘腹饱胀，不思饮食，完谷不化，大便呈灰白色。舌苔干而黄燥，脉象弦细而乏力。脾虚水液失运，则水湿内停，肝气不舒则化热而口干口苦。证属脾胃失和，湿热入里化热。处方：

白花蛇舌草30克　半枝莲24克　牡丹皮15克　茵陈30克　生山楂12克　炒白术50克　炒白芍15克　生甘草8克　田基黄15克　平地木20克　黄芪20克　苦参片15克　大腹皮15克　冬瓜皮30　炒苍术15克　炒大黄（后下）8克　荷包草30克　垂盆草30克　茯苓30克　炙龟甲（先煎）20克　炙鳖甲（先煎）20克

另：天然牛黄粉1支。

【按】见肝之病，当先实脾。肝木乘脾土的病理过程，即病虽在肝，但实质是脾虚之因。故用实脾治疗肝病。

例2　郑某，男，6岁。慢性乙肝。

肝功能反复不正常，谷丙转氨酶反复，形体渐消瘦，经中西医治疗后均易反复。症见腰膝疲软，体倦乏力，巩膜略有黄染，夜寐多梦，进食生硬后，便有腹胀、绞痛，大便时干时溏，肋下时有阵痛，时有口苦、泛酸，小便略有发黄，夜尿次数增多，盗汗，舌质胖红边有齿痕，苔白，脉象弦数。处方：

蛇舌草30克　半枝莲24克　牡丹皮15克　生山栀10克　炒白术30克　炒白芍12克　桑寄生24克　垂盆草30克　荷包草30克　生甘草8克　山药30克　黑豆衣30克　糯稻根30克　炒麦芽30克　柴胡8克　佛手叶10克

例3　佚名。乙肝肝硬化腹水。

面目俱黄，腹胀、腹痛，面色黎黑，形神俱疲，小便少，大便色灰白，质黏，时有泛酸，食少纳呆，口干口苦，厌恶油腻，夜间睡眠差，白昼昏昏沉沉，舌质干燥有黄燥苔，脉象弦细沉。拟健脾利水，软坚散结。处方：

穿山甲5克　炙龟散20克　炙鳖甲20克　大腹皮15克　黑白丑10克　黄芪30克　炒白术50克　炒苍术10克　茯苓30克　生甘草8克　生鸡内金15克　冬瓜皮30克　酒白芍20克　车前子（包）15克　蛇舌草30克　半枝莲24克　平地术30克　牡丹皮12克

例4 李某，男，65岁。肝性脑病。

患者长期饮酒，大三阳二十余年。近来表现为淡漠少言，喜怒无常，不讲卫生，反应较迟钝，时有自言自语，继而意识混乱，不眠，言语不清，举止不定，时而清醒时而昏睡，大部分时间以嗜睡为主。腹胀如鼓，小便量少色黄，大便干结难下，脉弦细沉，有黄腻苔。拟开窍醒神、健脾化湿。处方：

水牛角30克　丹参20克　制大黄10克　石菖蒲12克　郁金12克　茯苓30克　制半夏9克　黄芩10克　黄柏10克　茵陈20克　炒白芍15克　牡丹皮15克　生山栀12克　菊花10克　通草5克　泽泻20克　煅龙骨30克　生熟地黄各20克　炒白术50克　茯苓30克

徐关寿

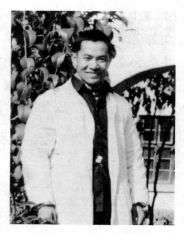

从医格言：学过后、用过后、总结过后，才是自己的。

精勤不倦、勤于临床、仁而有德。

徐关寿（1938-2016），男，桐庐县百江镇百江村朱门人。中共党员。自学成才，20 世纪 60 年代被百江中心卫生院从民间吸收为中医人员后，长期在桐庐县百江中心卫生院中医科工作，曾多次获得县卫生局"先进工作者"称号，民间送锦旗者无数。退休后被百江中心卫生院工作返聘，从事中医工作近 50 载，在当地及周边县市甚至温州、宁波、上海等地的群众中有很高的声誉。

一、主要成果

实践为主，有丰富的临床经验。在长期的临床实践中，积累了丰富的经验，勤于学习，博彩众方，勤于总结，对于本地区常见病、多发病、疑难杂症的辨证施治均有较高造诣，尤以肝病、肾病更为擅长。

二、学术思想

实践证明教科书上的辨证分型都是典型的，临床上很难遇到。临床上应该从病人症状中综合分析，杂病以八纲、脏腑辨证为主，阴阳、表里、寒热、虚实一定要分析清楚，发现主要矛盾，然后根据脏腑生理特点该升的升、该降的降，重新梳理紊乱的状态。如胃痛，农村里叫"胃气病"。这个"气"包含气虚还是气滞？事实上一个"胃气病"的人往往气虚和气滞同时存在，一个高明的中医师就能分析"气虚"与"气滞"的比例。然后据此选择补气药和理气药来组合方剂，同时一定要注意"脾升胃降"的生理特点。在饮食方面注意不要加重胃肠道负担，"胃气病"就会很快缓解。其他脏腑辨证、用药亦然。

"阳气者，若天与日，失其所折寿而不彰"，阳气足者，精、气、神皆足，表现会吃、会睡、大便通畅、面色有光泽。肾病后期大多为肾阳虚为主，涉及脾、肺、肝等多脏，并风、湿、痰、瘀、滞等相关病理产物出现，而这些病理产物又是致病因素。

三、临证经验

1. 以桂附地黄丸为基础的肾病验方

基础方：

熟地黄 6～30 克　山药 6～30 克　山茱萸 3～30 克　枸杞子 6～30 克　炙甘草 3～6 克　杜仲 6～15 克　肉桂 3～6 克　制附子 3～30 克

加减：

夹风：以感冒易复发，泡沫尿增多为主要表现。加防风、紫苏叶、蝉衣、徐长卿等。

夹湿：以寒湿为主，小便清长，夜尿多，肉桂、附子、桂枝酌情加量。寒湿化热，小便黄、有气味，大便黏滞，通阳化气，加桂枝、石韦、车前草。

夹瘀：舌底有瘀斑，肌肤甲错，久治不愈，尿血、腰痛、足跟痛，血府逐瘀汤加减。

夹痰：畏寒却偏胖，苔厚腻，舌体偏大，二陈汤加减。

夹滞：加鸡内金、山楂、制大黄、厚朴等。

气虚：加黄芪、党参、炒白术等。

血虚：加桑椹、当归等。

尿蛋白：水陆二仙丹、缩尿丸等、蒸五味子。

顽固性尿蛋白：血肉有情之品蝉衣、僵蚕。

水肿：五苓散。

泡沫尿明显：荆芥、防风、蝉衣、紫苏叶。

尿血：仙鹤草、炭类活血止血药。

足跟痛、腰痛：独活、狗脊、桑寄生、鹿角霜。

泄泻：苍术、炒白术、山药、石榴皮、乌梅、补骨脂等。

浊毒下注：黄连、姜半夏、萆薢、石菖蒲。

平时避风寒慎起居，低盐、低脂，优质蛋白适量。

外用：将肉桂、吴茱萸、花椒、小茴香、艾叶研末包敷肚脐（神阙），提升阳气。

推拿：推督脉。在脊椎上抹上白凡士林之类油膏后，缓慢从长强经命门（肾俞）、至阳，到大椎。推至皮肤发红。

一般认为，肾气亏虚（气虚为主，进一步发展为阳虚）以致精微下泄（尿蛋白、阴伤），气阴两虚才是慢性肾病的证候及演变规律的关键，在治疗上提倡气阴双补。但在长期临床实践中发现，肾阴不足或肾精损耗到一定程度才会引起肾（气、阳）损伤，进一步发展到一定程度后才会引起尿蛋白、尿血，再进一步损伤出现浊毒下注（尿毒症、肌酐、尿酸偏高）。

临床表现：以脾肾阳虚表现为主，如畏寒、乏力、夜尿多、便溏、凹陷性双下肢水肿、易感冒，感冒后症状加重。肾阳虚以水肿为主、脾（气）阳虚以泄泻为主。因此处方，附子、肉桂大辛大热仍是滋补肾阳、重燃命门之火要药，熟地黄、山药、枸杞子、山茱萸滋阴补血之品，符合"善补阳者，必于阴中求阳，则阳得阴助，而生化无穷"。

2. 慢性肾病治疗用药体会

鸡内金：消水谷、通小肠、膀胱，小便反多，使精微物质得以回吸收。车前草、积雪草、小青草常用量为 30 克。经常反复、久治不愈者，丹参、川芎常用至 30 克。难于消除尿蛋白者，酌加血肉有情之品，可获奇效。大黄、黄连、土茯苓、桑枝，通腑以降浊毒。

主方的药物用量，从小剂量开始，逐渐加量。熟附片超过 9 克以上，需先煎，煎至口尝无麻感为止。

3. 慢性肾病治验

叶某，男，25 岁。1993 年 4 月 15 日初诊。

三个月前连续十余天在外跑业务，出现双下肢浮肿，在当地医院尿检蛋白（＋＋＋）、隐血（＋＋＋）。至杭州某医院诊断为慢性肾病，给予强的松片 60 毫克口服，辅助予胃药、钙制剂。治疗两个月，水肿加重，双腿皮肤渗水，伴有呕吐、泄泻、小便减少。4 月 15 日来院就诊。西医诊断：慢性肾病，慢性胃肠炎。中医诊断：水肿。脾肾阳虚，浊毒下注。

一诊：患者劳累十余天，而致肾阴不足至脾肾气（阳）不足。肾主水，封藏精微而司开阖；肾阳虚，气化功能下降，精微物质泄漏而出，发生蛋白尿、血尿、水肿加剧。脾主运化，脾阳虚运化失司，升清降浊紊乱，而泄泻、呕吐。

强的松片乃是西药之中的"温阳药"，60 毫克可能量不足，在不改变强的松剂量的基础上，再加用温阳健脾之法。处方：

制附片（先煎）9 克　肉桂 6 克　熟地黄 30 克　山药 15 克山茱萸 15 克　枸杞子 15 克　炙甘草 6 克　杜仲 10 克　姜半夏 9克　黄连 6 克　茯苓 15 克　泽泻 15 克　紫苏叶 6 克　益母草 30克　川芎 30 克　黄芪 30 克　炒党参 10 克　炒鸡内金 6 克

7剂，水煎服。嘱卧床休息，避风寒。低盐、低脂，忌食植物蛋白饮食，少吃多餐。

外用：①肉桂、吴茱萸、花椒、小茴香研末外敷神阙穴、涌泉穴。②五倍子、枯矾研末敷于三阴交、太溪处。

二诊：泄泻、呕吐、恶心好转，水肿之势趋缓。首方，制附片增至15克。先后治疗三个月，制附片加至30克，水肿逐渐缓解，强的松片逐渐减量。后巩固治疗一年，随访二十余年无异常。

【按】患者因劳累后肾阴亏损，继而损及肾阳、脾阳，从而出现腹泻、水肿、畏寒等一系列阳虚证候。阴为物质基础，阳为功能状态，极度劳累后阴液易消耗，气（阳）随阴液丢失消耗。诊断明确，在温肾健脾的基础上长期服药，并在细节中变通，量变形成质变，从而达到临床治愈。

4. 肝病诊治经验

肝病的病机主要是湿热或寒湿滞于肝脏，相当于"阳黄"与"阴黄"，但复杂性远远不止这样的关系。湿热与寒湿一旦停留于肝上，就像妖怪（湿）进入了盘丝洞（肝），在肝里想把湿与热（寒）分理出来是比较难的，特别是乙型肝炎的湿与热（寒）。因此湿与热（寒）分乃是治疗大法，根据肝的特点及脏器相互关系，结合祛湿法、化湿法、利湿法，使湿与热（寒）分利，从而达到缓解肝病可能。

陈某，男，33岁。2013年3月16日初诊。

半个月前因劳累出现乏力、纳呆，继而出现尿黄、身目黄、恶心、呕吐、腹胀、大便干结。就诊于桐庐县第一人民医院，住院治疗。化验指标高：丙氨酸转移酶1748单位/升，天门冬氨酸转氨酶 1463 单位 / 升，总胆红素 289 毫摩尔 / 升，直接胆红素 180 毫摩尔 / 升，间接胆红素 109 毫摩尔 / 升。病情迅速发展，出现发热、头痛，转院至省级医院，住院 4 天。2 天前出现昏迷状态，近日小便短赤，大便四日未解。诊断为病毒性乙型肝炎、急性肝衰竭、肝性脑病。建议人工肝或肝移植，因经济原因家属未考虑，于 2013 年 3 月 16 日自动出院，下午 4 时来我院中医科就诊。既往身体健康，有乙肝病史。否认有传染病史及其他精神、神经系统病史。否认药物过敏史。平时饮食偏辛辣，心情急躁。体格检查：体温 36.7℃，心率 81 次 / 分，呼吸 17 次 / 分，血压 110/60 毫米汞柱。

查体：嗜睡，呼之能应，查体不配合，对答基本切题，精神软，全身浅表淋巴结未及肿大，皮肤巩膜重度黄染，心肺听诊无殊，腹部无压痛及反跳痛，肝脾肋下未及，移动性浊音阴性，双下肢无水肿。实验室检查：丙氨酸转氨酶 1748 单位 / 升，天门冬氨酸转氨酶 1463 单位 / 升，总胆红素 289 毫摩尔 / 升，直接胆红素 180 毫摩尔 / 升，间接胆红素 109 毫摩尔 / 升，总胆汁酸 423 毫摩尔 / 升。B 超显示：肝回声改变。

诊断：中医诊断：黄疸急黄；西医诊断：病毒性乙型肝炎急性肝衰竭，肝性脑病。

辨证：热入营分，肝风内动。湿热并重，病位在肝。

治法：清热凉血解毒，镇肝息风。

方药：茵陈蒿汤、犀角地黄汤加减。

绵茵陈 60 克（分包另煎，取汁先服，取其渣与另外药物一起煎） 山栀子 15 克 水牛角 30 克 丹皮 10 克 生地黄 15 克 生军

（后下）12克　玄明粉（冲服）10克　泽泻20克　丹参15克　钩藤（后下）15克　石决明（先煎）30克　神曲10克　佛手10克　天麻9克　枳实10克

5剂，水煎服。卧床休息，流质饮食。

2013年3月21日二诊：家属诉服药三剂后能下床活动，现纳可，每餐约一碗米饭，大便5～6次/日，如水样，小便明显变清。服药后通过以上治疗效果明显，故辨证无误，治疗明确。方药：原方加党参10克，7剂。新鲜清淡饮食。

2013年3月29日三诊：患者与家属来院，自诉纳可，服药后大便多，便溏，早晚小便黄，腹胀明显减轻，精神大振，每天能下床活动6～9小时，时而乏力。体温37℃，心率66次/分，呼吸17次/分，血压115/70毫米汞柱。面部痤疮，以额上为主，目黄，心肺（-），腹软，无压痛。原方去玄明粉、党参，加连翘。嘱多休息，饮食清淡为主，少烦恼，服完药做肝功能检查。

前后治疗一个月，检查各项指标正常；隔日服中药，先后共服中药三个月。六个月电话回访检查无异常，已参加工作。

【按】患者已出现发热，神昏，目黄，小便短赤，大便坚，腹胀。各项指标都严重超标，病情严重，热已入营分。针对湿热并重的情况下分两个阶段治疗：前期以中药茵陈蒿汤、犀角地黄汤加减清湿热为主。重用茵陈达60克，煎汁先服；大黄、玄明粉通腑，间接利胆，胆道通，邪有去路，配合清热凉血的水牛角、生地黄、丹皮，湿从小便去，热从大便出，湿热分离。12剂就达到腑通目的，病情明显缓解。后期通过清热利胆、疏肝、健脾达到临床治愈。

5. 不孕诊治经验

四物汤合五子衍宗丸加减：

熟地黄 6～15 克　当归 6～9 克　炒白芍 6～9 克　川芎 6～9 克　黄精 6～15 克　枸杞子 6～9 克　炒车前子 6～9 克　菟丝子 6～9 克　五味子（蒸）6～9 克　覆盆子 6～9 克　炒王不留行 6 克　穿山甲 3 克　陈皮 6 克　蒸萸肉 3～6 克

使用方法：经后连服 7 天，期间夫妻分居，七天后同房。无效，下次经后再服。期间女吃一斤重小母鸡一只，男吃开鸣小公鸡一只。

徐某，女，32 岁，百江村人，农民。1990 年 12 月初诊。长女已 5 周岁，想要二胎。体偏瘦，经量少、色淡，三天即净，平时腰酸，劳累后加重，乏力，面色偏白，寐安，二便调。

中医诊断：月经过少，肾气不足。

治法：补肾养精调经。

处方：熟地黄 15 克　炒白芍 9 克　当归 6 克　川芎 6 克　黄精 15 克　菟丝子 9 克　炒车前子 6 克　蒸萸肉 9 克　枸杞子 9 克　覆盆子 6 克　蒸五味子 6 克　炒王不留行 6 克　炒穿山甲 3 克　陈皮 6 克　黄芪 15 克　党参 10 克

嘱：经尽后开始服用，水煎一天两次，女吃一斤重小母鸡一只，男吃开鸣小公鸡一只。服用七天后同房。

二诊：腰酸明显好转，经量增加，乏力感好转。原方续服七天，医嘱同前。一个月后经停有喜，1991 年 11 月产一女婴。

【按】素瘦，月经量少、色淡，三天即净，伴有腰酸、乏力。初诊断为月经过少，肾气不足。冬藏精故重用熟地黄、黄精，滋补肾精（偏肾阴方面），黄芪、党参补气，四物补血，五子衍宗丸补肾养精（偏肾阳方面）。阴阳互补使精气衍化肾气，气足而血行，故经量增加，腰酸乏力有明显改善。炒王不留行、炒穿山甲促排卵，陈皮防止补腻之品碍于消化吸收。同时女食用一斤重小母鸡一只（食补），使卵子成熟有物质基础，男吃开鸣小公鸡也促使精子成熟。服用七天后同房，逢"的候"之时，成功怀孕。

6. 外感咳嗽诊治经验

陆某，男，55岁，分水人。

主诉：咳嗽5天。

既往史：慢性肾病综合征。

现病史：5天前晨起出现咽痛，吃中药三天未缓解，后配头孢之类消炎药服用两天，咽痛好转。现咳嗽呈阵发性，干咳为主，晨起咳少量黄白相间黏稠痰，咽干咽痒，白天有黄白相间鼻涕，以清涕为主，无发热、恶寒，时有恶风，吹风受凉咳嗽加重，纳尚可，大便正常，小便偏黄，有泡沫，苔薄白略有黄苔。心肺听诊无殊。

实验室检查：血常规无殊，尿蛋白（＋＋），潜血（＋＋）。

中医诊断：外感咳嗽，三风二寒三热二燥证。

治法：疏风散寒、清热润燥、止咳。

处方：荆芥10克　防风6克　蝉衣6克　桑叶15克　黄芩6克　金银花15克　姜半夏6克　紫苏梗6克　麦冬10克　玄参6克　杏仁10克　桔梗5克　枳实10克　炙枇杷叶20克

3剂，水煎服，一天两次。避风寒保暖。

【按】咽痛为热，吃"头孢"缓解，有痰黄、苔薄黄、流浊涕，说明热还存在。咽干为伤阴为燥，恶风、咽痒、流清涕为风寒。

综合症状，以风为首，寒、热、燥皆有，根据症状比例为三风二寒三热二燥证。故用防风、蝉衣、荆芥祛风，桑叶、黄芩、金银花清热，姜半夏、紫苏梗散寒，增液汤润喉，杏仁、桔梗、枳实根据肺的生理特点宣发束降，炙枇杷叶止咳。

7. 验方

（1）黄疸方　茵陈（茵陈梗未硬，毛茸茸时采效果好）、田基黄、虎杖、凤尾草、胡颓子根、六月雪、野菊花、黄栀子根、过路黄、平地木、野山楂根、黄毛茸草、马兰。

有呕吐者，加姜半夏、紫苏梗。

消化道症状严重，加焦六神曲、炒鸡内金、炒麦芽、炒稻芽。

湿热严重者，加黄芩、大黄、垂盆草、黄连。

肝经引经药：柴胡、野菊花。

外用：毛茛适量捣烂敷内关取疱，一般三小时，消毒后用三棱针刺疱退黄，消毒棉吸收水疱液体，涂抹消炎中药软膏等。

（2）水肿方　车前草、白茅根、积雪草、鸭跖草、爵床（小青草）、侧柏叶（炒炭）、海金沙（全草）、白花蛇舌草、六月雪（尿血）、淡竹叶、石韦、金银花、益母草。

外用：车前草炒热加盐，布包敷脐退肿（一般布包冷后，加热再敷）。一天一次。

一般用于急性肾小球肾炎（风水）。咽痛（上呼吸道感染）加板蓝根、金银花、连翘；水肿不退加茯苓、泽泻、猪苓；尿血加生地黄、地榆炭、大小蓟等。